Krebs: Was bedeuten Krankheit und Unterstützung für Patienten?

Annemarie Kesselring

These

Unterbreitet als Teil der benötigten Unterlagen für den Grad eines Master of Science in Krankenpflege an der Universität von Kalifornien, San Francisco

Publiziert mit freundlicher Unterstützung
der Schweizerischen Krebsliga

Inhaltsverzeichnis

Dank 7
Vorwort zur deutschen Ausgabe 8
Anmerkungen zum deutschen Text 8
Zusammenfassung 9
Verzeichnis der Tabellen 5
Verzeichnis der Abbildungen 6

Kapitel I
Das durch die Studie bearbeitete Problem 11
A. Einführung in die Problematik 11
B. Darlegung des Problems 12
C. Zweck der Studie 13
D. Bedeutung 13
E. Voraussetzungen 14
F. Forschungsfragen 14
G. Definition von Begriffen 15
H. Einschränkungen und Abgrenzungen 16

Kapitel II
Überblick über einschlägige Literatur und Rahmenkonzept 18
A. Überblick über einschlägige Literatur und Theorien 18
B. Rahmenkonzept (conceptual framework) 27
1. Krankenpflegemodell nach King 27
2. Symbolischer Interaktionismus 31
3. Wahrnehmung und Bedeutung 33
4. Soziale Unterstützung 34
a) Struktur und Funktionen sozialer Netze 34
b) Merkmale sozialer Unterstützung 35
5. Integration der Konzepte 36

Kapitel III
Methodologie 38
A. Forschungsmethode und Durchführung der Studie 38
B. Beschreibung der Forschungsumgebung 39
C. Die Untersuchungsgruppe 39
1. Zusicherungen, die den Patienten gegeben wurden 39
2. Zusammensetzung und Grösse der Untersuchungsgruppe 40
3. Kriterien zur Auswahl der Teilnehmer 40
D. Vorgehen bei der Datensammlung 40
E. Forschungsinstrumente: Gültigkeit, Verlässlichkeit, Anwendbarkeit 41
1. Einstellungsfragebogen 41
2. Demographischer Fragebogen 42
3. Norbeck-Fragebogen zur sozialen Unterstützung (NSSQ) 43

Kapitel IV
Resultate 44
A. Demographische Angaben und Krankheitsmerkmale 44
B. Beschreibung und Analysen der Antworten: die Einstellungen der Patienten zur Krebserkrankung, deren Behandlung und Auswirkungen auf ihre Angehörigen 49
Frage 1: 49
Frage 1a: 51
Frage 2: 53
Frage 3: 55
Frage 3a: 56
Frage 4: 57
Generelle Verhaltensmuster 57
C. Resultate des Norbeck-Fragebogens zur sozialen Unterstützung (NSSQ) 61
1. Merkmale des Beziehungsnetzes 61
2. Funktionsmerkmale 62
3. Total der Verluste 65
D. Vergleich zwischen den fünf Verhaltensmustern im Umgang mit der Krebskrankheit und den Resultaten des Norbeck-Fragebogens zur sozialen Unterstützung 65

Kapitel V
Diskussion der Resultate 68
A. Diskussion der Interview-Daten 68
B. Diskussion der Daten des Norbeck-Fragebogens zur sozialen Unterstützung 76
C. Vergleich zwischen qualitativen und quantitativen Daten 86
D. Beziehung der Resultate zum Rahmenkonzept 87
E. Folgerungen für die Pflegepraxis 90
F. Auswirkungen auf die Forschung in der Krankenpflege 91

Literaturverzeichnis 93

Anhang 96

Verzeichnis der Tabellen

Tabelle 1 Demographische Angaben und mit dem Gesundheitszustand in Verbindung stehende Charakteristika der Untersuchungsgruppe 46
Tabelle 2 Charakteristika des Beziehungsnetzes nach Personenkategorien geordnet und entsprechende Kontaktmittelwerte 60
Tabelle 3 Funktionsmerkmale der sozialen Unterstützung: Durchschnittsbewertung, Standardabweichung und Streuung 62
Tabelle 4 Durchschnittliche Bewertungen der Funktionsmerkmale der sozialen Unterstützung nach Unterstützungskategorien 63
Tabelle 5 Anteil der verschiedenen Unterstützungskategorien am gesamten Beziehungsnetz und an der funktionellen Unterstützung in % 64
Tabelle 6 Anzahl Personen im Beziehungsnetz: Total Zuneigung, Total Bestätigung, Total Hilfe, Total Funktionsmerkmale, Total Beziehungsnetzmerkmale aufgeteilt nach Gruppe I und II 67
Tabelle 7 Antworten der Patienten auf die Frage: «Was, glauben Sie, hat Ihre Krankheit verursacht?» 70
Tabelle 8 Wichtige Bereiche für die drei Altersgruppen bei der Anpassung an die Krankheitssituation 73
Tabelle 9 Demographische Charakteristika der schweizerischen, ägyptischen und amerikanischen Untersuchungsgruppen 80
Tabelle 10 Durchschnittliche Anzahl Personen, die als momentan unterstützendes Beziehungsnetz von den Schweizern, Ägyptern und Amerikanern aufgelistet wurden 81
Tabelle 11 Vergleich der NSSQ-Bewertungen der funktionellen Unterstützung der drei kulturellen Gruppen (aus der Schweiz, Ägypten, USA) 82

Tabelle 12 Prozentsätze der durchschnittlich gesamten funktionellen Unterstützung nach Personenkategorien für die Untersuchungsgruppen aus der Schweiz, Ägypten und den USA 83

Verzeichnis der Abbildungen

Abbildung 1 Konzeptueller Rahmen der Krankenpflege: Dynamische Systeme (King, 1971) 29
Abbildung 2 Prozess menschlicher Interaktion (King, 1971) 30
Abbildung 3 Wechselbeziehungen zwischen Konzepten 37

Dank

Ich möchte meine Dankbarkeit gegenüber jenen ausdrücken, die mir halfen und einen Beitrag zu dieser Untersuchung leisteten. Ganz speziell möchte ich den Patienten in der Schweiz danken, die so grosszügig ihre Gedanken, Gefühle, Erfahrungen und Ansichten mit mir teilten und mir ihre Zeit zur Verfügung stellten.

Verschiedene Persönlichkeiten verdienen besondere Anerkennung für ihre wertvollen Vorschläge und ihre Unterstützung, welche die Durchführung dieser Studie möglich machten: Frau Dr. J. Marylin Dodd, Sponsorin, stellte mir ihr fachliches Wissen in der Forschung zur Verfügung, um mich mit zahlreichen Beiträgen und anhaltender Unterstützung weise durch alle Phasen dieser Arbeit zu führen. Ihre Durchsicht verbesserte die Klarheit und Lesbarkeit des englischen Originals dieser These. Herr Dr. Anselm L. Strauss half mir mit seinem anspornenden, schöpferischen Sinn sowohl bei der qualitativen Analyse als auch bei der Interpretation der in den Interviews erhaltenen Daten. Für die Analyse der quantitativen Daten stellte Frau Dr. Ada M. Lindsey ihre grosse Fachkenntnis zur Verfügung. Sie ermutigte mich immer von neuem, mit der Interpretation der Ergebnisse weiterzufahren, und half so, die Auswertung der Daten zu vertiefen. Frau Dr. Nancy Lovejoy trug mit ihrem Wissen zum theoretischen Rahmen dieser Studie bei. Besonders danken möchte ich auch allen Kolleginnen und Ärzten in den drei Spitälern, die diese Studie unterstützten und mir den Zugang zu den Patienten ermöglichten.

Ich möchte meiner Dankbarkeit auch Ausdruck gegenüber meiner Familie und meinen Freunden sowohl in der Schweiz als auch in Amerika Ausdruck geben. Sie unterstützten mich während der drei Jahre meines Studiums an der Universität von Kalifornien, San Francisco, immer wieder. Ihre Freundschaft und Verbundenheit machten diese drei Jahre der Ausbildung bedeutungsvoll und ermöglichten die Arbeit an dieser Studie. Auch dem Schweizerischen Berufsverband der Krankenschwestern und Krankenpfleger (SBK) möchte ich für die finanzielle Unterstützung dieser Forschungsarbeit danken.

Annemarie Kesselring
San Francisco, 1. Juni 1984

Vorwort zur deutschen Ausgabe

Die deutsche Übersetzung soll diese Arbeit einem weiteren Kreis von Lesern zugänglich machen. In der Praxis und den Krankenpflegeschulen erwacht das Interesse an Krankenpflege-Forschung. Ich hoffe, dass diese Studie einen Anstoss zur kritischen Diskussion über Forschung in der Krankenpflege gibt, aber auch, dass Impulse von ihr ausgehen, um die Pflege von krebskranken Patienten zu verbessern.

Dem RECOM-Verlag gebührt mein Dank für die grosszügige Unterstützung bei der Übersetzung und Herausgabe dieser These in deutscher Sprache. Ganz besonders danke ich Frau Dorothée Schlittler für die Überarbeitung der deutschen Übersetzung. Ihre Arbeit hat wesentlich zur Verständlichkeit dieser Übersetzung beigetragen.

Annemarie Kesselring
Aarau, 15. August 1986

Anmerkungen zum deutschen Text

Im ganzen Text wird von Krankenschwester gesprochen. Alle entsprechenden Aussagen gelten sinngemäss für Krankenpfleger.

Begriffe und Abkürzungen aus der Forschungsterminologie werden im Text jeweils beim ersten Auftreten gekennzeichnet und am Schluss der entsprechenden Kapitel in einer Fussnote erläutert. Die englische Formulierung ist in Klammern dort beigefügt, wo im Deutschen umschrieben oder sinngemäss übersetzt werden musste.

Im Anhang finden sich Norbeck-Resultate einer Gruppe gesunder schweizerischer Teilnehmer einer Umfrage aus den Jahren 1984/85. Diese Resultate werden nicht kommentiert, sind aber für Vergleichszwecke beigefügt.

Zusammenfassung

Ziel dieser Studie ist es:

1) zu beschreiben, welche Bedeutung Krebspatienten in der Schweiz ihrer Krankheit und deren Behandlung zuschreiben, und was für Auffassungen sie betreffend der Auswirkungen ihrer Krankheit und Behandlung auf ihre Familien haben;
2) zu beschreiben, wie sie ihr soziales Umfeld und das sie unterstützende Beziehungsnetz erleben, und
3) herauszufinden, ob eine Beziehung besteht zwischen der Bedeutung, die der Krankheit zugemessen wird und der wahrgenommenen Unterstützung durch andere.

Der symbolische Interaktionismus, Modelle sozialer Unterstützung und die Pflegetheorie nach I. King dienten dieser Forschungsarbeit als konzeptueller Rahmen. Wahrnehmung und Interaktion[1] sind zentrale Begriffe dieser Arbeit. Die Studie ist eine erweiterte und vertiefte Reproduktion von Studien, die in Taiwan und Ägypten von Dodd, Chen, Ahmed, Lindsey und Piper (1985, 1985) durchgeführt wurden.

45 Patienten mit einer Krebsdiagnose stellten sich für die Studie zur Verfügung. Sie wurden in drei verschiedenen medizinischen Zentren in der deutschsprachigen Schweiz behandelt. Das durchschnittliche Alter der Patienten betrug 58 Jahre. Sie litten an Brustkrebs (n = 25) oder Lungenkrebs (n = 20) und befanden sich in verschiedenen Stadien ihrer Krankheit. Die Teilnehmer wurden von der Untersuchenden auf schweizerdeutsch gefragt, was die Krankheit und deren Behandlung für sie und ihre Familien bedeute. Der ins Deutsche übersetzte Norbeck-Fragebogen zur Erfassung sozialer Unterstützung (NSSQ) diente zur Einschätzung der von den Patienten wahrgenommenen Unterstützung durch andere. Die Daten wurden in einem einmaligen Interview gewonnen.

[1] Interaktion und Wechselbeziehung werden in dieser Arbeit synonym verwendet.

Krebs wurde im täglichen Leben der Betroffenen und ihrer Familien als einschneidende Erfahrung empfunden. Während der Interviews hielten viele der Befragten Rückblick auf ihr vergangenes Leben, sie suchten nach Ursachen für die Krankheit und erzählten von den verschiedenen Erfahrungen, die sie mit den Behandlungen gemacht hatten. Sie drückten ihre Gefühle und Sorgen aus. Fünf Verhaltensmuster im Umgang mit der Krankheit und deren Behandlung werden beschrieben: 1) Verleugnen, 2) Aufgeben, 3) Resignieren, 4) Annehmen und 5) Integrieren.

Im Norbeck-Fragebogen führten die Teilnehmer durchschnittlich 9,3 Menschen als ihrem sozialen Beziehungsnetz zugehörend auf. Familie und Ehepartner leisteten im Durchschnitt 70% der gesamten Unterstützung. Eine schwache Korrelation[2] zwischen der Anzahl der im Norbeck-Fragebogen aufgezählten Personen ($r = .26$, $p = .032$), der Gesamtbestätigung (affirmation), die die Patienten von anderen erhielten ($r = .25$, $p = .035$), und einem positiveren Verhaltensmuster gegenüber der Krankheit konnte festgestellt werden.

Die Resultate zeigen, dass der Krebs die Erkrankten und deren Familien in ihren Beziehungen sowohl im täglichen Leben als auch in ihren Zukunftsaussichten zutiefst beeinflusst. Sie unterstützen auch die Annahme, dass befriedigende zwischenmenschliche Beziehungen die Fähigkeit des Betroffenen, mit seiner Krankheit konstruktiv umzugehen, fördern.

[2] Korrelation = Zusammenhang zwischen statistischen Ergebnissen (Duden, Fremdwörterbuch).

Kapitel I
Das durch die Studie bearbeitete Problem

A. Einführung in die Problematik

Seit jeher haben Menschen versucht, Krankheit zu verstehen, und je nach kulturellem Denken der Zeit und der geographischen Lage hat man der Krankheit verschiedene Bedeutungen zugeschrieben. Hexenkunst, Verführung, Strafe für Sünden oder willkürliches Schicksal sind einige der vielen Bedeutungen, die von verschiedenen Menschen und Kulturen über die Jahrhunderte hinweg genannt worden sind. Wenige Krankheiten scheinen jedoch mit problematischen Bedeutungen so sehr belastet zu sein wie die Krebskrankheit (Sontag, 1978).

Die Theorie des symbolischen Interaktionismus (Blumer, 1969) schreibt dem Menschen zu, dass er einzigartige Einsichten über und Erklärungen für Umweltreize hat, dass jeder in der ihm eigenen Weise mit der Umwelt in Beziehung steht und seiner persönlichen Erfahrung Bedeutung gibt. Die Art und Weise, wie ein Mensch sich ausdrückt und handelt, wird als Spiegel für seine Einschätzung der jeweiligen Situation verstanden; das heisst, die Wirklichkeit wird in einer sehr persönlichen, subjektiven Weise erlebt und interpretiert. Verhalten und Handeln drücken die vom einzelnen wahrgenommene Wirklichkeit aus. Bedeutungen, welche Umweltreizen und Situationen vom einzelnen zugeschrieben werden, versteht Blumer (1969) als «soziale Produkte», die durch die Wechselbeziehungen (Interaktionen) des einzelnen mit anderen Menschen geschaffen und verändert werden.

Menschen, bei denen Krebs diagnostiziert wird, sind Mitglieder einer Gesellschaft, einer Kultur. Die Art, wie sie ihre Krankheit interpretieren, mag teilweise von der gesellschaftlichen Bedeutung des Krebses beeinflusst sein. So kann die Bedeutung der Krankheit sowohl vom Patienten als auch von seinem sozialen Umfeld beeinflusst werden. Unterstützung durch andere* in gesunden und kranken Tagen wurde von Cassel, 1976; Cobb, 1976 und Bloom, 1982 studiert. Aus diesen Arbeiten geht hervor, dass Unterstützung durch andere einen entscheidenden Einfluss auf das Befinden Gesunder und Kranker hat. Die Entscheide und Handlungen, die ein Patient trifft und unternimmt, um mit seiner Krankheit zu leben, hängen möglicherweise stark mit der von ihm erlebten sozialen Unterstützung und der Bedeutung zusammen, die er seiner Krankheit zumisst (Simonton, 1978).

Persönliche Krebserfahrungen wurden von Zorn, 1977, Diggelmann, 1979 und Beutler, 1980 beschrieben. In der wissenschaftlichen Literatur finden sich kaum Arbeiten darüber, wie Krebspatienten in der Schweiz ihre Krankheit und ihre soziale Unterstützung einschätzen.

B. Darlegung des Problems

Es wird angenommen, dass Handlungs- und Verhaltensmotivation davon abhängt, wie jemand seine Krebserkrankung und deren Behandlung deutet. Diese Deutung mag auch Hinweise geben, wie ein Patient mit seiner Krankheit umgehen wird. Die Wirkung sozialer Unterstützung auf den Betroffenen hängt von der Bedeutung ab, die ihr zugemessen wird: sie wird in dem Grade wirksam sein, als sie vom Erkrankten wahrgenommen wird.

Wenn «Krankenschwestern in der Lage sein wollen, Krankheitsverhalten zu erklären und vorauszusagen, in der Annahme, dass das Verhalten eine Funktion der Wahrnehmung ist» (Wu, 1973), müssen sie sich in die Situation der Patienten einfühlen, indem sie von ihnen lernen, was die Krebserkrankung für sie bedeutet und wie sie sich von anderen unterstützt fühlen. Dieses Wissen aus der Sicht des Patienten wird die Krankenschwester dazu befähigen, die Situation des Patienten genauer zu erfassen und ihr Verhalten und ihre Handlungen so auszurichten, dass sie vom Patienten als hilfreich empfunden werden können.

* In diesem Text werden «Unterstützung durch andere» und «soziale Unterstützung» (social support) synonym verwendet.

Wenig ist bekannt darüber, wie Krebspatienten, die in der Schweiz leben, ihre Krankheit und deren Behandlungen empfinden und wie sie die Betroffenheit ihrer Familien durch ihre Krankheit einschätzen. Die Ansichten schweizerischer Patienten in bezug auf ihr Beziehungsnetz und ihre soziale Unterstützung sind nicht studiert worden. Die Beziehung zwischen der Einstellung eines Patienten zu seiner Krankheit und der empfundenen Wirksamkeit sozialer Unterstützung muss noch untersucht werden.

C. Zweck der Studie

Diese Studie soll

1) beschreiben, welche Bedeutung in der Schweiz lebende Krebspatienten ihrer Krankheit und deren Behandlung zumessen und welches ihre Auffassungen bezüglich der Bedeutung der Krankheit und deren Behandlung für ihre Familien sind;
2) beschreiben, wie sie ihr Beziehungsnetz und das sie unterstützende System empfinden, und
3) bestimmen, ob die Bedeutungen, die der Krebserkrankung zugesprochen werden, in Beziehung stehen mit der wahrgenommenen Unterstützung durch andere.

D. Bedeutung

Es ist für Pflegende wichtig, die Bedeutung, die einer Krebserkrankung zugemessen wird, zu verstehen. Nur so können sie die Bemühungen des Patienten, mit seiner Situation umzugehen, würdigen, ihm helfen und ihn unterstützen. Die vom Patienten wahrgenommene Unterstützung durch bestimmte Menschen aus seinem Beziehungsnetz kann die Aufmerksamkeit und Unterstützung der Schwester auch auf diese wichtigen Bezugspersonen ausweiten. Das Wissen um die Situation eines Kranken sollte das Einfühlungsvermögen der Krankenschwester in die Erfahrungen des Patienten vertiefen. Es kann der Pflegenden so gelingen, des Patienten Deutung seiner Situation therapeutisch zu unterstützen oder sie in Frage zu stellen.

Diese Forschungsarbeit kann zu vermehrtem Verständnis für die Patienten-eigene Wahrnehmung der Krankheit, seines Beziehungsnetzes und der Unterstützung durch andere beitragen. Dieses Wissen dient dazu, dem Patienten eine persönlichere, individuellere Pflege zukommen zu lassen. Da sich das Bedürfnis des Patienten nach Art und Qualität der Unterstützung während des Krankheitsverlaufs ändern kann, bedarf es einer sorgfältigen Begleitung durch die Betreuer, um auf diese Schwankungen eingehen zu können. Das Einfühlungsvermögen der Krankenschwester in das Bild des Patienten seiner Situation kann es ihr ermöglichen, lohnende und unterstützende Beziehungen des Kranken zu erhalten oder aufbauen zu helfen. Das Erhalten und Verbessern der Qualität sozialer Unterstützung kann ein therapeutischer Beitrag der Onkologiepflege sein, ein Versuch, verfügbare zwischenmenschliche Beziehungen zu mobilisieren. Diese Beziehungen stehen dem Patienten zur Verfügung, damit er erfolgreich mit seinem Kranksein umgehen kann.

E. Voraussetzungen

Dieser Studie liegen folgende Annahmen zugrunde:

1) dass die Patienten in der Lage sind, die der Krankheit und Behandlung zugemessene Bedeutung und ihre Wahrnehmung des sozialen Unterstützungsnetzes auszudrücken;
2) dass es möglich ist, eine nicht bedrohliche, entspannte Atmosphäre herzustellen, die ein Gespräch über persönliche Angelegenheiten und Empfindungen zulässt; und
3) dass die Patienten bereit sind, über ihre persönlichen Einstellungen zu ihrer Krankheit, deren Behandlung sowie zur Qualität der sozialen Unterstützung Auskunft zu geben, ohne sich genötigt zu fühlen, gesellschaftlich erwünschte Antworten zu geben.

F. Forschungsfragen

Ein Ziel dieser Studie ist es, die Bedeutung zu erkennen, die Krebspatienten in der Schweiz ihrer Krankheit und deren Behandlung zumessen, und wie nach ihrem Empfinden ihre Familien von der Krankheit betroffen sind. Ein zweites Ziel ist es, die von Krebspatienten wahrgenommene Unterstützungsqualität zu beschreiben. Schliesslich soll die Deutung des Patienten von Krankheit und Behandlung verglichen werden mit der von ihm empfundenen Qualität der Unterstützung durch andere.

G. Definition von Begriffen

Einige Begriffe, die öfters in dieser Studie verwendet werden, seien zum besseren Verständnis nachfolgend definiert:

Krebspatient: Eine Person, die sich in einem der folgenden Stadien einer Brust- oder Lungenkrebserkrankung befindet: Diagnose, Behandlung, Remission, Rückfall oder Endstadium.

Wahrnehmung: «Wahrnehmung ist ein Prozess des Organisierens, des Interpretierens und der Umgestaltung von Informationen, die durch die Sinnesorgane aufgenommen oder aus dem Gedächtnis mobilisiert werden. Sie ist ein Prozess menschlicher Wechselbeziehungen mit der Umwelt. Sie gibt der Erfahrung eines Menschen Bedeutung, repräsentiert die Realitätsvorstellung eines Menschen und beeinflusst sein Verhalten» (King, 1981, S. 24). Wahrnehmung wird demzufolge verstanden als jede Vorstellung, Assoziation, Bedeutung, Ansicht oder Information sowie Verhaltensweise, die vom Patienten bezüglich seiner Krankheit, deren Behandlung oder seines sozialen Umfeldes beschrieben oder ausgedrückt wird.

Beziehungsnetz (social network): «Zwischenmenschliche Verbindungen innerhalb einer Gruppe einzelner» (Müller, 1980); Anzahl von Personen, die im jetzigen Zeitpunkt als wichtig empfunden werden; Häufigkeit des Kontakts mit diesen Personen, Dauer der Beziehungen, angegeben von den Patienten und gemessen anhand des Norbeck-Fragebogens für soziale Unterstützung (NSSQ).

Unterstützung durch andere/soziale Unterstützung (social support): «Zwischenmenschliche Wechselbeziehungen (Interaktionen), die einen oder mehrere der folgenden Aspekte beinhalten: Ausdruck positiver Zuneigung einer Person gegenüber einer anderen; Bejahung oder Bestätigung des Verhaltens, der Empfindungen oder der ausgedrückten Ansichten einer Person; Leistung von symbolischer oder materieller Hilfe für eine andere Person» (Kahn, 1979, S. 85).

Die Auflistung des Patienten von Personen, die eine oder mehrere der folgenden Qualitäten haben: sie geben ihm/ihr das Gefühl, gemocht und/oder geliebt, respektiert und/oder geschätzt zu werden; sie erwecken Vertrauen; sie unterstützen ihn/sie in Handlungen und Denken und/oder helfen über kürzere oder längere Zeitspannen. Diese Qualitäten werden mit Hilfe des Norbeck-Fragebogens zur sozialen Unterstützung (NSSQ) festgestellt.

H. Einschränkungen und Abgrenzungen

Die Resultate dieser Studie stammen aus einem einmaligen Interview. Änderungen in der Wahrnehmung des Patienten seiner Krankheit, deren Behandlung und der sozialen Unterstützung über eine Zeitspanne hinweg liegen ausserhalb des Bereichs dieser Studie. Die Untersuchungsgruppe bestand aus Patienten, die sich in verschiedenen Krankheitsstadien zwischen Diagnose und Endstadium befanden. Diese Tatsache erklärt Unterschiede in den Resultaten. Die Patienten wurden der Untersuchenden von ihren medizinischen Betreuern zugewiesen. Sie wurden gewählt, weil sie jenen als «geeignet» erschienen, an einer Studie teilzunehmen. Es ist daher möglich, dass die Studie auf Aussagen von Patienten beruht, die als hilfsbereiter, redefreudiger und positiver eingestellt angesehen wurden als andere. Die Einstellungen und Wahrnehmungen von Krebspatienten, die nicht zur Teilnahme an der Studie ermuntert wurden, sind unbekannt. Da nur wenige Patienten in jedem Krankheitsstadium zur Verfügung standen, konnte keine Datenanalyse für die Verschiedenheiten in diesen Stadien durchgeführt werden. Zwei Universitätsspitäler und ein Kantonsspital waren die Institutionen, in denen die Daten gesammelt wurden. Die hochtechnisierte Umwelt dieser Institutionen mag die Wahrnehmungen der Patienten beeinflusst haben. Patienten, die in kleineren Spitälern (Privat- oder Regionalspital) behandelt werden, wurden nicht in diese Studie eingeschlossen. Während des Interviews wurden wichtige Ausdrükke/Sätze schriftlich festgehalten, jedoch nicht das ganze Gespräch. Nach Abschluss des Interviews schrieb die Untersuchende den Inhalt aus dem Gedächtnis auf. Die Voreingenommenheit der Untersuchenden und Gedächtnislücken gefährden Gültigkeit und Verlässlichkeit dieser Studie. Ausserdem wurde ein Instrument (NSSQ = Norbeck-Fragebogen zur sozialen Unterstützung) verwendet, das in einer anderen Sprache (englisch) und in einer anderen

Kultur (Amerika) erstellt wurde. Vergleiche zwischen NSSQ-Resultaten, die aus verschiedenen Kulturen stammen, sind nur unter Vorbehalten möglich, da zwischenmenschliche Beziehungen kulturspezifisch gedeutet werden. Alle diese Faktoren tragen wesentlich dazu bei, dass die Resultate dieser Studie nur in einem sehr engen Rahmen verallgemeinert werden können.

Die Absicht dieser darstellenden Studie ist es, Verständnis dafür zu wecken, wie Krebspatienten, die in der Schweiz leben, ihre Krankheit, deren Behandlung und deren Wirkung auf ihre Familien wahrnehmen. Ausserdem soll das wahrgenommene soziale Beziehungsnetz und die Unterstützung durch andere beschrieben werden.

Kapitel II
Überblick über die einschlägige Literatur und Rahmenkonzept

A. Überblick über einschlägige Literatur und Theorien

Wenn bei einem Menschen die Diagnose Krebs gestellt wird, wirkt sich dieses Wissen oft in einschneidender Weise auf sein Leben und das Leben seiner Nächsten aus. Bloom (1982) beschreibt einige Forderungen, denen sich frisch diagnostizierte Krebspatienten stellen müssen: «Entscheidungen... betreffend Behandlung, Haushaltführung, Kinderpflege, Finanzierung der Behandlung und Erfüllung der täglichen Bedürfnisse». Alle diese Gebiete des täglichen Lebens sind möglichen zukünftigen Änderungen unterworfen. Die Entscheidungen, die getroffen und die Schritte, die von der erkrankten Person und anderen unternommen werden, mögen sehr wohl von den Ansichten und Auffassungen, die diese Leute von Krebs haben, beeinflusst sein. Sontags (1978) Metaphern stempeln Krebs als «Todesurteil» ab und beschreiben den Kranken als «unter einem schlechten Vorzeichen stehend». In seinem autobiographischen Buch «Mars» interpretiert Zorn (1977) sein Lymphosarkom als «ungeweinte Tränen» und deutet an, dass seine Krankheit und sein früher Tod Ausdruck waren für seine unterdrückten Aggressionsgefühle, die er gegenüber seiner Familie und der reichen, erdrückenden, emotional sterilen sozialen Umgebung, in der er aufgewachsen war, hegte. Beutler (1980) beschreibt ihre Angst vor dem langsamen Krebstod, der sie ereilen könnte, noch bevor sie jeden Teil ihrer selbst fühlen und erfahren gelernt hatte. Diese Autoren (Sontag, Zorn und Beutler) drückten viele der negativen Ansichten aus, mit denen Krebs in der westlichen Denkweise belastet ist. Pinkson (1982) beschreibt sein psychosoziales Behandlungsmodell «Heilung als innerer Frieden» und zeigt, wie Auffassung und Bedeutung von Krebs positiv verändert und

dadurch die Lebensqualität für die Patienten und ihre wichtigsten Bezugspersonen verbessert werden können.
Linn, Linn und Stein (1982) verglichen die Ansichten 120 amerikanischer Krebspatienten im späten Stadium über Ursachen für Krebs mit den Ansichten von 120 entsprechenden Nicht-Krebspatienten. Die Resultate zeigten, dass die Krebspatienten schwächere Erklärungen für die Krebsentstehung vertraten als die anderen Patienten. Die vier Hauptursachen, die von den Krebspatienten erwähnt wurden, waren: 1) Rauchen, 2) Gottes Wille, 3) Arbeit und 4) Vererbung. Im Gegensatz dazu waren die vier Hauptursachen für die Kontrollgruppe: 1) Arbeit, 2) Rauchen, 3) Umgebung und 4) Ernährung. Die Antworten der Krebspatienten legen zwei Krebsursachen (Gottes Wille und Vererbung) nahe, die ausserhalb der Kontrolle des einzelnen liegen. Die Untersuchenden folgern aus diesen Resultaten, dass «Krebspatienten in ihren Bemühungen, mit einer tödlichen Krankheit umzugehen, das Bedürfnis haben, sich gegen Selbstbeschuldigung zu verteidigen».

Der Einfluss sozialer Beziehungsnetze und sozialer Unterstützung auf Gesundheit, Widerstandsfähigkeit, Krankheit und Sterblichkeit sowie auf die Fähigkeit von Menschen, mit ihrer Krankheit umzugehen, wurde in den letzten Jahren reichlich studiert (Berkman & Syme, 1979; Cobb, 1976; Cassel, 1976; Müller, 1980; Pilisuk & Froland, 1978; Kahn, 1979; Richardson, 1981). Es wurden zahlreiche Eigenschaften sozialer Unterstützung beschrieben und mehrere Definitionen vorgeschlagen. Bloom (1982) erklärt soziale Unterstützung als positiven Einfluss auf die Widerstandsfähigkeit des Patienten, als Dämpfung krankmachender Impulse, als Förderung der Anpassung an Krankheit. «Soziale Nicht-Unterstützung» bezeichnet sie als eine Gefahr für die Gesundheit oder schädlich für die Fähigkeit einer Person, mit Krankheit positiv umzugehen. Cobb (1976) interpretiert die Unterstützung durch andere als Information, die den Empfänger zum Glauben veranlasst, «dass für ihn gesorgt ist, dass er geliebt, geschätzt und geachtet wird und dass er Teil eines Kommunikationsnetzes mit wechselseitigem Engagement ist». Weitere Merkmale für soziale Unterstützung sind: gegenseitige Hilfe, Beratung, Unterstützung beim Mobilisieren innerer Kräfte, ein Ort, an den man immer zurückkehren kann, Zugehörigkeitsgefühle und die Gewissheit, Verbündete zu haben (Weiss, 1974; 1979; Caplan, 1976; Kahn, 1979). Unterstützung wird als eine Funktion des sozialen Umfeldes gesehen. Die Qualität eines Beziehungsnetzes kann beeinflusst sein von seiner Grösse und Dichte, von der Häufigkeit und Anzahl der Kontakte, von der Direktheit der Beziehungen und von der geographischen Distanz zwischen den Beteiligten (Müller, 1980).

Wie Patientinnen nach Brustamputation die soziale Unterstützung empfanden, wurde von Quint (1963) beschrieben. Sie beobachtete 21 Frauen während des ersten Jahres ihrer Anpassung an die durch die Operation veränderte Lebenssituation. Wenige dieser Frauen hatten Gelegenheit, über ihre Ängste und Gefühle zu sprechen, die durch den «Schock eines unerwarteten persönlichen und sozialen Verlustes» aufgekommen waren. Sie fühlten sich allein gelassen mit den Folgen des Eingriffs und der Angst vor einer unsicheren Zukunft und dem Tod. Die meisten dieser Frauen berichteten, dass andere am Anfang ihrer Krankheit Interesse gezeigt hatten, dass sie aber dann mit den grossen Problemen allein fertigwerden mussten, «nicht weil Familie und Freunde es an Interesse fehlen liessen oder nicht versuchten zu helfen, sondern üblicherweise, weil sie ebenfalls in der Tragik der Situation gefangen und dadurch machtlos waren» (S. 92).

Bloom (1982) studierte die emotionale Anpassung von 130 Frauen nach einer Diagnose von Brustkrebs (Durchschnittsalter = 51 Jahre). Zwei Fragen wurden gestellt: 1) «Welche Auswirkungen hat die soziale Unterstützung auf die Anpassung der Betroffenen an die neue Lebenssituation?» und 2) «Erleichtert die Art und Weise, wie eine Frau mit ihrer Situation umgehen kann (coping), den Einfluss sozialer Unterstützung auf die Anpassung an die neue Lebenssituation?» («Does coping mediate the relationship between social support and adjustment?») Bloom ging von den Annahmen aus, dass die Art des Umgangs mit der Situation* eine direkte Auswirkung auf die Anpassungsfähigkeit der Frau habe und dass diese Umgangsweisen direkte Folge von sozialer Unterstützung seien.

Drei Indikatoren für Anpassung wurden definiert: seelische Not, das Gefühl, ihre Situation im Griff zu haben (sense of power) und Selbstbild (self concept). Zwei Indikatoren für Stress wurden kontrolliert: Veränderungen im Leben, Anzahl positiver Lymphknoten sowie die seit der Operation vergangene Zeitspanne. Die Untersuchenden überprüften auch Verschiedenheiten in bezug auf Zivil-

* (Coping)

stand, Arbeit, sozioökonomische Stellung, Alter und Religion. Bloom (1982) berichtete, dass die Art des Umgangs mit der Situation signifikant mit zwei der vier Unterstützungsvariablen[1] korrelierte: mit dem Zusammengehörigkeitsgefühl ($r^2 = .27$, $p^3 < .001$) und dem sozialen Kontakt ($r = .35$, $p < .001$). Zusätzlich zur sozialen Unterstützung, die indirekt auf die Anpassung wirkte, waren es die soziale Stellung und der Arbeitsplatz, die in bedeutsamer Weise die Vorstellungen von sich selbst und das Gefühl dieser Frauen, ihre Situation im Griff zu haben, beeinflussten. Diese Studie zeigte, dass Familienzusammengehörigkeit und gesellschaftliche Kontakte gute Voraussetzungen sind für die Fähigkeit, mit der Situation positiv umzugehen und sich dadurch besser an das Leben mit Brustkrebs anpassen zu können.

Die Frage, wie man das soziale Beziehungsnetz und die Unterstützung durch andere messen kann, wurde von forschenden Krankenschwestern gestellt (Murawski, Penman & Schmitt, 1978; Maxwell, 1982; Norbeck, 1981; Lindsey, Norbeck, Carrieri & Perry, 1981). Der Umgang mit schwierigen Lebenssituationen, beispielweise mit Krebs, muss von Angehörigen der Gesundheitsberufe studiert werden. Folgende Probleme erschweren heute noch die Forschung auf diesem Gebiet: Begriffsunklarheiten, das spärliche Wissen darüber, welche Art der Unterstützung in welchen Situationen ausschlaggebend ist und ob gewisse Unterstützungsquellen wichtiger sind als andere (Norbeck, Lindsey, & Carrieri, 1981; 1983).

Dodd, Chen, Ahmed, Piper & Lindsey (1985; 1985) und Lindsey, Chen, Ahmed & Dodd (1985; 1985) studierten die Einstellungen taiwanesischer und ägyptischer Krebspatienten ihrer Krankheit und deren Behandlung gegenüber sowie auch gegenüber der wahrgenommenen sozialen Unterstützung. Diese Studien bestanden aus zwei Teilen: 1) Die Bedeutung, die diese Patienten ihrer Krankheit und der Behandlung zuschrieben, sowie ihre Auffassung darüber, was Krankheit und Behandlung für ihre Familien bedeutete, wurde von Dodd et al. untersucht. 2) Lindsey et al. untersuchten das von

[1] Variable = veränderliche Grösse (Duden).

[2] r = Produkt-Moment-Korrelations-Koeffizient (Holmberg et al., 1973) oder Indexzahl, die den Grad der Verwandtschaft (Beziehung) zwischen verschiedenen Variablen angibt (Haseloff et al., 1970).

[3] p = Wahrscheinlichkeit.

diesen Patienten wahrgenommene soziale Beziehungsnetz und die Unterstützung durch andere.

Dodd, Chen, Piper & Lindsey (1983) untersuchten die Haltung 40 taiwanesischer Krebspatienten (18 mit Gebärmutterkrebs, 10 mit Nasen-Rachen-Krebs, 10 mit Leukämie, 2 mit anderen Krebsarten) ihrer Krankheit und deren Behandlung gegenüber. Sie stellten fünf Fragen:

1. Was, glauben Sie, verursachte Ihre Krankheit (Krebs)?
2. Was bedeutet es für Sie, diese Krankheit zu haben?
3. Was bedeutet es für Ihre Familie, dass Sie Krebs haben?
4. Was bedeutet Ihre Behandlung für Sie?
5. Was bedeutet Ihre Behandlung für Ihre Familie?

Die meisten der Patienten in der Gruppe (75%) waren über ihre Diagnose in den sechs dem Interview vorausgegangenen Monaten informiert worden. Zehn Personen erhielten Chemotherapie, zehn Bestrahlungstherapie, neun wurden operiert und drei hatten kombinierte Therapien. 24 Patienten gaben in ihrer Antwort zur Frage 1 an, dass sie nicht wüssten, wass den Krebs verursacht habe. Zehn Patienten hingegen glaubten, die Ursache sei «eine Stressituation über längere Zeit»; vier dachten an eine «Anhäufung körperlicher Beschwerden». Rauchen und der Genuss von Alkohol wurden von drei Patienten erwähnt; «zuviele Kinder», «schlechte Hygiene» und «eine negative Persönlichkeit» wurden ebenfalls angeführt.

In Beantwortung der Frage 2 neigten die Patienten mit mehr Schulbildung dazu, die Krankheit als «ernst und lebensbedrohend» anzusehen und «hatten wenig Hoffnung» verglichen mit den Patienten mit weniger oder gar keiner Schulbildung, welche ihren Krebs als «mild» und «wenig besorgniserregend» empfanden. Weitere der Krankheit zugeschriebene Bedeutungen waren: Auswirkungen auf Gefühle, Persönlichkeit, Lebensstil und die Fähigkeit zu arbeiten.

Fragen 3 und 5: Die Auswirkungen der Krankheit und deren Behandlung auf die Familien wurden als sehr ähnlich empfunden wie diejenigen der Patienten selbst.

Die Daten wurden in einem einmaligen Interview durch eine den Patienten unbekannte Forscherin gesammelt. Die Antworten widerspiegeln die Einstellungen der Patienten zu jenem bestimmten Zeitpunkt und möglicherweise auch ihr Widerstreben, ihre Einstellungen einer Unbekannten mitzuteilen.

Es ist schwierig, die Resultate dieser Studie genauer zu interpretieren ohne umfassendes Verständnis der taiwanesisch-chinesischen Kulturen und Sprachen. Andererseits reflektieren die menschlichen Erfahrungen, die von diesen taiwanesischen Patienten geschildert wurden, menschliche Gedanken und Gefühle, die weit über kulturelle Grenzen hinweg geteilt werden.

Dodd, Ahmed, Lindsey & Piper (1983) verglichen die Resultate der Studie aus Taiwan mit den Resultaten ihrer Interviews mit 40 ägyptischen Krebspatienten, die dieselben fünf Fragen beantwortet hatten. Die Patienten der ägyptischen Untersuchungsgruppe waren mit folgenden Krebsarten diagnostiziert worden: 16 mit Brustkrebs, 8 mit Kolon- oder Rektumkrebs, 7 mit Blasenkrebs und 9 mit einer Krebserkrankung in anderen Körperregionen.

70% dieser Gruppe hatten ihre Diagnose innerhalb der sechs Monate erfahren, die dem Interview vorausgegangen waren. 32 Patienten hatten fortgeschrittenen Krebs. Die Mehrheit war operiert worden (n[4] = 37), 17 Patienten wurden mit Bestrahlungstherapie behandelt und drei Patienten erhielten Chemotherapie. Zur Frage, was sie als Ursache für den Krebs annahmen, wussten 37 Teilnehmer keine Antwort. Bilharziose wurde richtigerweise von Patienten mit Blasenkrebs als Ursache angesehen; ein Patient erwähnte «zuviel Stress». Für 22 Patienten bedeutete die Krebskrankheit «eine Stressituation» und «eine schmerzvolle Erfahrung». «Gefühle der Unsicherheit und Depression» wurden von 12 Patienten erwähnt (mehrheitlich Männer) und dieselbe Anzahl empfand Krebs als «eine lebensbedrohende Krankheit, die den Tod verursacht». Schuldgefühle wurden von vier Patienten zum Ausdruck gebracht und für fünf Patienten bedeutete Krebs «eine langfristige Krankheit». Die Bedeutung ihrer Krankheit für ihre Familien war gemäss der Mehrheit der Betroffenen «eine Stressituation und eine schmerzhafte Erfahrung», gefolgt von «Unsicherheit und Depression». «Eine langfristige Krankheit» war ebenfalls eine häufige Antwort, zusammen mit «lebensbedrohende Krankheit», «den Tod verursachend» und «keine Hoffnung». Sieben Patienten erwähnten «finanzielle Schwierigkeiten» als eine Belastung für ihre Familien. Die Behandlung bedeutete für 18 Patienten «Hoffnung auf Heilung»; «Hoffnung auf Begrenzung der Krankheit», «Verminderung der Schmerzen und Verbesserung der Symptome» waren Antworten, die sich auf die Krankheitsymptome

[4] n = Stichprobenumfang aus der Totalzahl (N) (Haseloff, et al., 1970).

konzentrierten. Körperliche Entstellung (n = 17) war hauptsächlich für Frauen mit Brustkrebs ein Problem, währenddem «Abhängigkeit» von fünf Patienten erwähnt wurde.

Nach Aussagen dieser Patienten wurde die Therapie von den betroffenen Familien einerseits als «Hoffnung auf Heilung, Begrenzung der Krebsverbreitung» (n = 22), andererseits als «langfristige Stressituation, Unbehagen und Leiden» (n = 10) empfunden. Neun Patienten berichteten, dass die Behandlung eine «finanzielle Schwierigkeit» für ihre Familien bedeute. Auf die Frage «wer/was würde Ihnen in Ihrer Krankheit helfen?» antworteten 37 Patienten «Gott» und 13 meinten, nur Gott wisse, warum ihre Krankheit jetzt und nicht zu einem anderen Zeitpunkt aufgetreten sei.

Diese Antworten widerspiegeln die Einstellungen der Patienten zum Zeitpunkt des einmaligen Interviews, das von einer ihnen unbekannten Person durchgeführt wurde. Beinahe die Hälfte der Gruppe (n = 18) füllte den Fragebogen, den sie freiwillig akzeptiert hatten, allein aus, währenddem der Untersuchende die Antworten derjenigen Patienten aufzeichnete, die nicht schreiben konnten. Der Inhalt der Antworten war von globalen Feststellungen geprägt. Es ist schwierig, diese zu interpretieren, ohne über sehr gute Kenntnisse der ägyptischen Kultur und der arabischen Sprache zu verfügen.

In beiden Studien (Taiwan und Ägypten) war die Mehrheit der Patienten mit fortgeschrittenem Krebs der Meinung, dass die Behandlung die Krankheit heilen würde. Eine weitere Ähnlichkeit besteht in der Tatsache, dass die meisten der befragten Leute keine Erklärung für mögliche Ursachen ihres Krebses hatten. Dass die Krebskrankheit eine Bedrohung des Lebens und wenig Hoffnung auf Heilung bedeutet, wurde von vielen Patienten beider Gruppen gesagt.

Zusammenfassende Tabellen, welche die hauptsächlichen Resultate der beiden Studien aufzeigen, sind als Anhang A beigefügt.

In beiden Studien wurden Patienten mit verschiedenen bösartigen Krebskrankheiten befragt. Bei der Mehrheit (70–75%) der Patienten war die Diagnose innerhalb der dem Interview vorausgegangenen sechs Monate gestellt worden. Die Art der Krebskrankheit, die Zeit, die seit der Diagnose verstrichen ist und der Verlauf der Krankheit können dazu beitragen, die Ansichten des Patienten über die Bedeutung der Krankheit und der Therapien zu verändern. Einmalige Befragungen fangen solche Änderungen nicht auf. Die Verallgemeinerungen vieler Antworten in diesen beiden Studien erlauben keine Interpretation der spezifischen kulturellen Einflüsse auf die Krankheitsauffassungen dieser Patienten. Die Studien ermöglichen jedoch eine generelle Vorstellung davon, wie diese Patienten ihre Situation erleben.

Um spezifisch kulturelle Einflüsse auf die Auffassungen über und Einstellungen zu Krebs und dessen Behandlung zu zeigen, müssten ausgedehnte Interviews durchgeführt werden von Personen, die mit der betreffenden Kultur und Sprache eng vertraut und dem Patienten bekannt sind. Falls Vergleiche zwischen Antworten von Patienten aus verschiedenen Kulturen gezogen werden, müssen die Untersuchenden Personen zur Interpretation beiziehen, die die betreffenden Kulturen genau kennen. Die Forschenden sollten aber auch selbst mit den zu vergleichenden Kulturen vertraut sein, damit sie auf die feinen, für die Patienten jedoch äusserst wichtigen Unterschiede in der Art des Denkens, Begreifens und auf den Sprachgebrauch hinweisen können.

Um die Auffassung der taiwanesischen Patienten von ihrem Beziehungsnetz und ihrer sozialen Unterstützung zu untersuchen, benützen Lindsey, Chen und Dodd (1985) eine vereinfachte Form des Norbeck-Fragebogens zur sozialen Unterstützung (NSSQ). Dieser Fragebogen forderte den Patienten dazu auf, die Anzahl Personen in seinem Beziehungsnetz aufzuführen und die Menge an Zuneigung, Bestätigung und Hilfe (kurz- oder langfristig), die sie von diesen Menschen erhielten, aufzuzeichnen. Sie wurden ebenfalls gebeten, die Anzahl der Personen und das Ausmass an Unterstützung anzugeben, die sie während des vorausgegangenen Jahres verloren hatten. Die Patienten wurden jedoch nicht nach der Qualität der Unterstützung gefragt.

Von den 40 taiwanesischen Patienten waren 26 weiblich, 34 waren verheiratet. Beinahe alle (98%) lebten mit ihren Familien. 78% waren Buddhisten. Ihr Alter reichte von 17 bis 77 Jahre (Durchschnitt = 48 Jahre) und ihre Schulbildung betrug zwischen 0 und 17 Jahre (Durchschnitt = 5,8 Jahre). Die Patienten dieser Gruppe zeichneten durchschnittlich 10,25 Personen in ihrem Beziehungsnetz auf (zwischen 3 und 16). 62% dieses Beziehungsnetzes bestand aus Familie und Verwandtschaft (Durchschnitt = 6,3 pro Patient). Es wurden durchschnittlich 1,02 Freunde, 0,6 Arbeitskollegen, 0,85 Nachbarn und 0,67 medizinische Betreuer aufgeführt, die zur Zeit der Untersuchung den Patienten unterstützten. Die Resultate zeigen ein ziemlich beständiges Beziehungsnetz, in welchem die meisten der aufgezeichneten Personen dem Patienten länger als fünf Jahre bekannt waren.

Von den 40 ägyptischen Krebspatienten, die von Lindsey, Ahmed & Dodd (1983) befragt wurden, waren 23 weiblich. 90% waren verheiratet. Sie waren 24 bis 60 Jahre alt (Durchschnitt = 45 Jahre). 90% lebten mit ihren Familien. Ihre Schulbildung betrug zwischen 0 und 12 Jahren; 19 Patienten hatten keine offizielle Schulbildung. Man fand, dass die ägyptischen Patienten sich ebenfalls auf ein beständiges Beziehungsnetz stützen konnten (durchschnittliche Anzahl der aufgeführten Personen = 14,78; zwischen 10 und 23 pro Patient). Sie hatten täglichen bis wöchentlichen Kontakt zu den von ihnen aufgeführten Personen und kannten diese im Durchschnitt länger als fünf Jahre. Familie und Verwandtschaft machten 57,5% des Beziehungsnetzes aus (Durchschnitt = 8,4 pro Patient) und ergaben den grössten Teil der gesamten funktionellen Unterstützung (Durchschnitt = 66,2%). Es wurden ausserdem durchschnittlich noch 2,4 Freunde und 2,5 Nachbarn aufgezählt. Niemand erwähnte einen medizinischen Betreuer oder Berater und nur zwei gaben einen Geistlichen an, der sie unterstützte.

Die Daten dieser beiden Studien wurden mit denen einer amerikanischen Gruppe gesunder Angestellter verglichen (genormte US-Daten). Ein solcher Vergleich beruht ausschliesslich auf Zahlen und Prozentsätzen. Es ist schwierig, diese Resultate zu interpretieren, da der Norbeck-Fragebogen zur sozialen Unterstützung bisher noch nicht in Untersuchungen bei amerikanischen Krebspatienten verwendet worden ist. Es existieren auch keine genormten Norbeck-Fragebogen-Daten gesunder Personen in Taiwan und Ägypten. Weiter muss man sich fragen, ob die sprachlich-kulturelle Bedeutung von Begriffen wie «Liebe», «gern haben», «Respekt», «Bewunderung», «Vertrauen» oder die Bedeutung von Freunden verglichen mit Nachbarn und Arbeitskollegen in den untersuchten Kulturen ähnlich ist und somit, ob es überhaupt möglich ist, die Resultate verschiedener kultureller Gruppen zu vergleichen.

Folgerungen aus zwischenkulturellen Vergleichen sollten vorsichtig gezogen und eine Interpretation nur von einer Person gewagt werden, die über gute Kenntnisse beider zu vergleichenden Kulturen verfügt.

B. Rahmenkonzept (conceptual framework)

In der vorliegenden Studie werden die Auffassungen Schweizer Krebspatienten bezüglich ihrer Krankheit, deren Behandlung und ihrer sozialen Unterstützung untersucht. Das interaktionelle Pflegemodell nach King (1981), erweitert durch den Einbezug der Theorie über den symbolischen Interaktionismus (Mead, 1964; Blumer, 1969), diente dieser Studie als Rahmen.

Für King ist die menschliche Wahrnehmung ein hauptsächlicher Bestimmungsfaktor für die Qualität der zwischenmenschlichen Interaktionen. Gemäss der Theorie des symbolischen Interaktionismus ist es die vom einzelnen einer wahrgenommenen Situation oder Erfahrung gegebene Bedeutung, die seine Handlungen bestimmt und mit Hilfe derer er mit dieser Situation oder Erfahrung umgeht.

King und die Anhänger des symbolischen Interaktionismus sehen die Wechselwirkung zwischen einem einzelnen und anderen als entscheidend an für die Entwicklung des einzelnen und seiner Fähigkeit, mit den Erfordernissen des Lebens umzugehen. Das Beziehungsnetz und die soziale Unterstützung sind Teil des Lebens jedes einzelnen. Die Annahme besteht, dass Wechselbeziehungen zwischen Menschen die Wahrnehmung und Interpretation der Wirklichkeit einzelner Menschen und der verschiedenen Gesellschaften beeinflussen. Soziale Unterstützung wird in jedem Lebensstadium eines Menschen, besonders aber in Krisenzeiten, (z. B. Krebserkrankung) als tief beeinflussend angesehen.

Die Vereinigung dieser Konzepte zu einem theoretischen Rahmen sollte ermöglichen, Folgerungen aus dieser Studie zu ziehen, welche für die Pflegepraxis wichtig sind.

I. Krankenpflegemodell nach King

King stellt in ihrem Pflegemodell (1981) den Menschen als offenes System dar (persönliches System), das mit Gruppen (zwischenpersönliche Systeme) und der Gesellschaft (soziale Systeme) in einem Prozess wechselseitiger Beeinflussung steht. Die drei Systeme beeinflussen sich gegenseitig durch ständige Kommunikation.

Der Bereich des persönlichen Systems schliesst die folgenden Begriffe mit ein: 1) Wahrnehmung, 2) Selbst, 3) Körperbild, 4) Wachstum und Entwicklung, 5) Zeit und 6) Raum. Wahrnehmung ist der wichtigste dieser Begriffe. In Anlehnung an die Systemtheorie ist Wahrnehmung die Reaktion auf Sinnesreize, die es dem Menschen ermöglicht, sich selbst, sein Körperbild, Wachstum und Entwicklung, Zeit und Raum zu erfahren. Demzufolge ist Wahrnehmung das grundlegende Element, auf dem alle Wechselbeziehungen basieren, die zwischen und innerhalb dieser drei Systeme stattfinden.

Gemäss Beschreibung Kings besteht das zwischenpersönliche System aus zwei oder mehreren sich wechselseitig beeinflussenden Personen. Zusätzlich zu den Begriffen, die mit dem persönlichen System verbunden sind, wirken vermittelnde Faktoren wie Rolle, Interaktion, Kommunikation, Transaktion und Stress auf die drei Systeme ein.

Soziale Systeme sieht King als dynamisch veränderliche Kräfte, die persönliche und zwischenpersönliche Systeme umfassen. «Glaube, Einstellungen, Werte und Gewohnheit werden mit Hilfe sozialer Systeme wie der Familie, Kirche, Schule gelernt» (King, S. 114). Organisation, Macht, Status und das Treffen von Entscheidungen sind bedeutende Variablen, die soziale Systeme kennzeichnen und beeinflussen.

Das Pflegemodell nach King konzentriert sich auf die Wechselwirkung, den Informationsaustausch und die Unterstützung innerhalb und zwischen diesen drei Systemen; Abbildung 1 stellt die dynamischen Kräfte der drei Systeme dar.

Pflege wird als Teil dieser drei Systeme verstanden; auch bei der pflegerischen Tätigkeit findet die wechselseitige Beeinflussung statt. Tatsächlich definiert King Pflegen als «Wahrnehmen, Denken, Beziehung aufnehmen, Urteilen und Handeln gegenüber dem Verhalten einzelner, die in eine Pflegesituation kommen». Der Patient kommt in eine Pflegesituation, um mit Veränderungen im Gesundheitszustand umgehen zu lernen, aus dem Bedürfnis heraus, sich an veränderte Körperfunktionen oder an neue Aktivitäten des täglichen Lebens anzupassen, und/oder um über Gesundheit und deren Erhaltung zu lernen. Er braucht Pflege vielleicht für den Rest seines Lebens. Zwischenmenschliche Beziehungen, «charakterisiert durch Ganzheitsauffassung, Dynamik, Zielbewusstsein und Wechselwirkung» (King, 1981, S. 86) werden als das zentrale Anliegen des

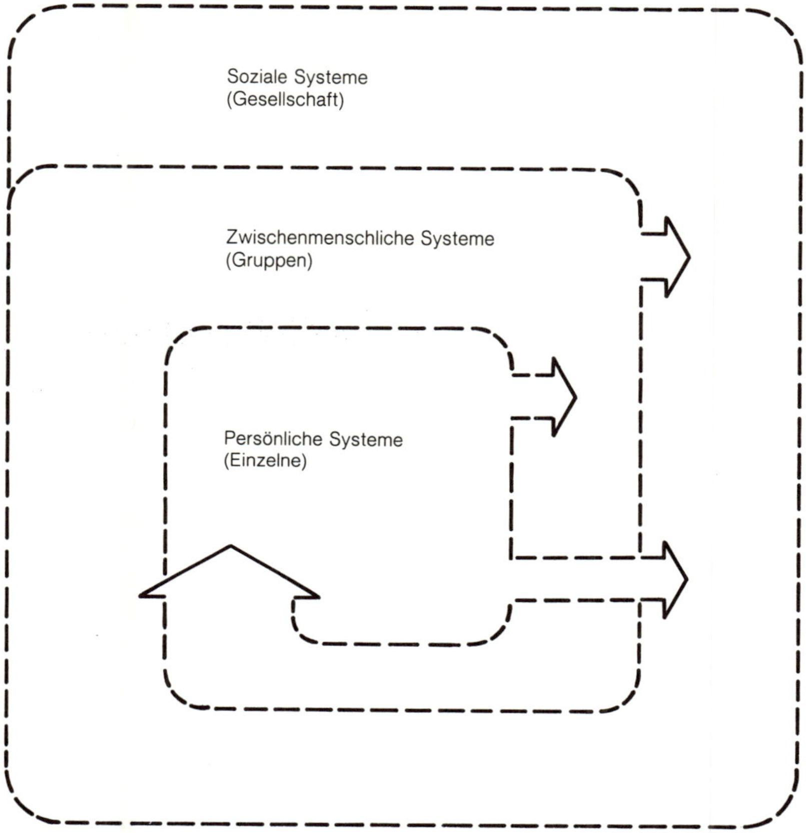

Abbildung 1. Konzeptueller Rahmen für die Pflege: Dynamische Systeme. I. M. King, Eine Theorie für die Pflege, New York, John Wiley & Sons, 1981, S. 11.

Pflegeprozesses verstanden. Die Art und Weise, wie Patient und Pflegeperson einander und die Situation wahrnehmen, ist der entscheidende Faktor für die nachfolgenden Beurteilungen, Handlungen, Reaktionen, Interaktionen und schliesslich der Transaktion (siehe nachfolgende Erläuterungen).

Übereinstimmend mit einer systemischen Auffassung von Wirklichkeit sieht King Patienten und Pflegende als Menschen, die «als

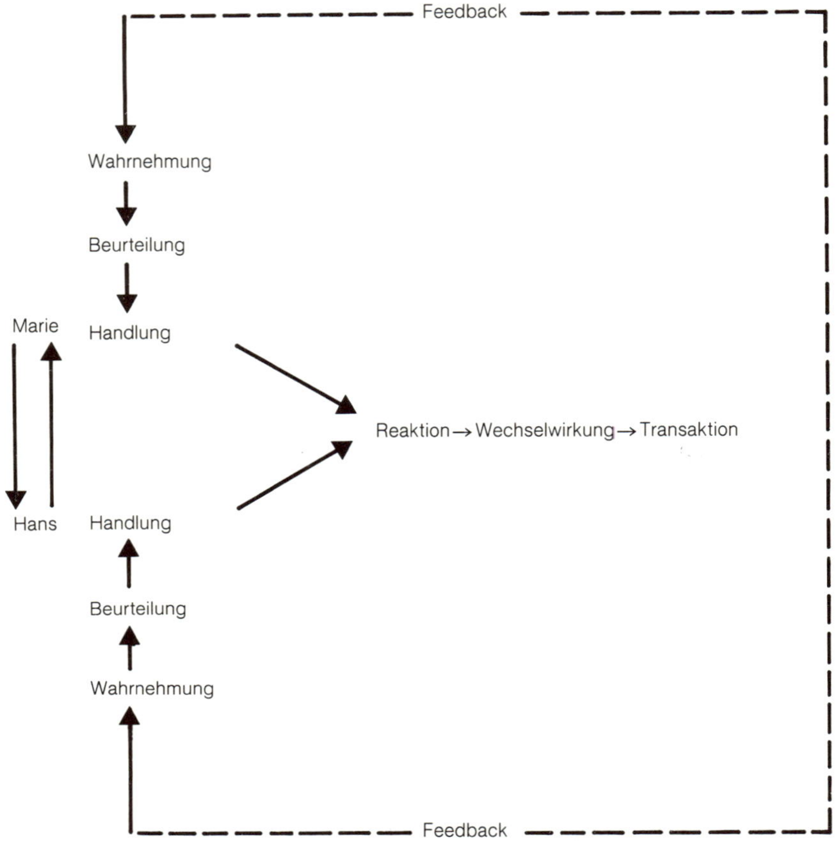

Abbildung 2. Prozess menschlicher Interaktion. I. M. King, Eine Theorie für die Pflege, New York, John Wiley & Sons, 1981, S. 61.

ganze Person die Welt wahrnehmen, indem sie Transaktionen vollziehen mit Menschen und Dingen in der Umwelt. Die Wahrnehmung findet in der konkreten Welt jedes einzelnen statt und ist ein wichtiger Teil des Lebens. Transaktionen stellen eine Lebenssituation dar, in der der Wahrnehmende und das Wahrgenommene sich begegnen, an der jede Person aktiv teil hat und durch diesen Erfahrungsprozess verändert wird» (King, 1971, S. 142).

Dieser wechselwirkende Prozess ist in Abbildung 2 dargestellt.

2. Symbolischer Interaktionismus

Interaktion ist der Prozess, durch den die Menschen sich selbst und die Welt, in der sie leben, verstehen lernen. Die Theorie des symbolischen Interaktionismus sieht das menschliche Bewusstsein und die Vorstellung von sich selbst als durch die Interaktionen zwischen dem einzelnen und anderen geschaffen. Gleichzeitig ist Interaktion ein Mittel, um die Umwelt zu interpretieren und ihr Bedeutung zu geben.

Die Theorie basiert auf drei Annahmen:

1. Menschen reagieren auf die Dinge entsprechend der Bedeutung, welche diese Dinge für sie haben.
2. Die Bedeutung der Dinge im Leben des einzelnen erwächst aus den sozialen Wechselbeziehungen, die eine Person mit anderen hat.
3. Durch den dauernden Prozess der Interpretation können diese Bedeutungen verändert werden (Wilson & Kneisl, 1979, S. 6).

Der Begriff «Bedeutung» ist das zentrale Element der drei Annahmen. Die Menschen schreiben der belebten und unbelebten Umwelt Bedeutungen zu. Diese werden geformt und im Laufe der Zeit immer wieder durch zwischenmenschlichen Austausch verändert. Die Bedeutung der wahrgenommenen Realität wird so definiert.

Durch die Art und Weise, wie ein Mensch sich verhält, drückt er andern gegenüber aus, welche Bedeutungen er der gegenwärtigen Situation beimisst. Der symbolische Interaktionismus sieht Bedeutung «als soziales Produkt, als Kreation, die in und durch die definierenden Aktivitäten von Menschen geschaffen wird, während sich diese Menschen gegenseitig beeinflussen» (Blumer, 1969, S. 5). Verhalten ist also verwandt mit oder entsteht aus der Bedeutung, die eine Person ihrer Umwelt zuspricht. Um das Verhalten eines Menschen verstehen zu können, ist es wichtig, die Bedeutungen, die er seiner Realität zuschreibt, gut zu kennen.

Menschen stehen mit sich selbst und anderen in Beziehung. Sich ein Bild von sich selbst zu schaffen, dieses als Grundlage zu brauchen, um mit sich selbst in Beziehung zu treten und sich selbst zu erkennen, ist ein geistiger Prozess (Turner, 1982). Der Verstand wird als Hauptfähigkeit des Menschen betrachtet, die es ihm ermöglicht, seine Existenz und die der Gesellschaft wahrzunehmen. Die Fähigkeit, mit sich selbst in Beziehung zu stehen, erlaubt es dem Mendie nötigen Einsichten zu gewinnen, um autonom zu handeln, anstatt automatisch auf wahrgenommene Situationen zu reagieren. Symbolische Interaktionen werden als dynamisch empfunden und erklären handelnde Personen als «nicht gestossen und herumgezerrt von sozialen und psychischen Kräften, sondern als aktive Gestalter jener Welt, auf die sie reagieren» (Turner, 1982).

Das Bewusstsein des Menschen vom eigenen Ich entwickelt sich durch seine Interaktionen mit anderen. Ich-Vorstellungen und Ich-Konzepte werden als Resultat solcher Wechselbeziehungen angesehen; sie werden durch die Reaktionen anderer geformt und früh in der menschlichen Entwicklung und Sozialisierung verinnerlicht (Mead, 1934; Bloom, 1982). Der Einfluss sozialer Kontakte auf die Entwicklung des einzelnen hält während des ganzen Lebens an.

Durch die Interaktionen zwischen einzelnen entstehen die Regeln und die Gesetze der Gesellschaft, die Merkmale von Kulturen sind. Die jeweilige Kultur und Gesellschaft prägen wiederum den einzelnen, indem ihre Normen sein Verhalten kontrollieren. «Die Institutionen der Gesellschaft sind organisierte Formen von Gruppen oder Arten sozialer Aktivitäten, die so geplant sind, dass das einzelne Mitglied der Gesellschaft angepasst und sozial handeln kann, indem es die Haltungen anderer gegenüber diesen Aktivitäten annimmt...» (Mead, 1973).

Der Gebrauch von Symbolen erlaubt es den Menschen, wirksam miteinander zu kommunizieren, falls der Bedeutung der Symbole beidseitig zugestimmt wird. Eine grosse Anzahl von Symbolen dient dazu, bedeutungsvolle Botschaften von einer Person oder einem System auf die/das andere zu übertragen. Wichtig für eine zufriedenstellende Kommunikation und Transaktion ist das beidseitige Verstehen der Bedeutung der benützten Symbole. Ein kraftvolles und oft benütztes Symbol für den Austausch menschlicher Erfahrungen ist die Sprache. Durch sie werden Ideen, Wertvorstellungen, Auffassungen und Interpretationen der Wirklichkeit einzelner anderen mitgeteilt und von einer Generation an die nächste weitergegeben. Wenn man die Wirklichkeitsvorstellungen vieler Individuen zusammenträgt, ergeben sich umfassende soziale und kulturelle Systeme. Zwischenmenschliche Beziehungen werden durch ähnliche Wirklichkeits-Deutung erleichtert und gefördert.

3. Wahrnehmung und Bedeutung

Die Fähigkeit des Menschen, Eindrücke wahrzunehmen und in eine bedeutungsvolle innere Welt zu integrieren, ist ein sehr komplexer Prozess. Die folgenden Definitionen zeigen diese Komplexität auf:

«Wahrnehmung beinhaltet subjektives Bewusstsein. Sie stützt sich aber auch auf viele nicht-sinnliche Datenquellen. Sie erstellt ein inneres Modell der Welt. Wahrnehmung ist eine fortwährende Erfahrung des Bewusstseins, normalerweise verständlich und überzeugend und – sofern in Beziehung mit dem Verhalten – zwingend. Wahrnehmung beinhaltet das gesamte geistige Ausmass unserer gegenwärtigen Existenz, einschliesslich der Vorstellungen, die wir aufgrund von Anregungen bekommen, sowie der Vorstellungen früherer Erfahrungen, die wir ins Bewusstsein heraufholen. Wahrnehmung beinhaltet die Bewegungsmöglichkeiten, derer wir uns bewusst sind» (Livingstone, 1978, S. 19).

«Wahrnehmung ist ein Prozess des Organisierens, Interpretierens und Verwandelns von Informationen der Sinneseindrücke und des Gedächtnisses. Sie ist ein Prozess der menschlichen Wechselbeziehungen mit der Umwelt. Sie gibt den vom einzelnen gemachten Erfahrungen eine Bedeutung, sie widerspiegelt dessen Vorstellung von der Realität und beeinflusst sein Verhalten» (King, 1981, S. 24).

Beide Definitionen beschreiben Wahrnehmung als integrativen Prozess. Eindrücke der äusseren Umgebung, aufgenommen durch das Auge, das Ohr, den Geruchs- und Geschmackssinn, verbinden sich mit Empfindungen wie Schmerz, Berührung, Temperatur und Muskelsinn, die sowohl von der äusseren wie auch von der inneren Umwelt ausgehen. Diese Sinneseindrücke werden eins mit vergangenen Erfahrungen, Erinnerungen, Wissen, Gefühlen und Empfindungen und formen eine innere, persönliche Welt von Bedeutungen. Aus dieser einzigartigen persönlichen Wirklichkeit heraus stammt das Verhalten des Einzelnen.

Wahrnehmung stützt sich auf die Funktion des Nervensystems, auf das Bewusstsein und die Fähigkeit des Geistes, Eindrücke zu kombinieren, Erinnerungen von einem Zeitpunkt auf einen anderen zu verlagern und Vorstellungen zu kreieren. Die Qualität und Genauigkeit der Wahrnehmung beeinflussen die Schaffung einer bedeutungsvollen inneren Welt; diese innere Welt ihrerseits wird die zukünftige Wahrnehmung leiten. Auf diese Weise beeinflussen sich der Prozess der Wahrnehmung und die Schaffung der Bedeutung gegenseitig. Die Wahrnehmung von der Wirklichkeit wird als subjektiv und persönlich angesehen. Die Tatsache, dass menschliche Wahrnehmung so sehr von Sinneseindrücken und deren geistiger Verarbeitung in ein Ganzes abhängt, ist der Grund dafür, dass dieselbe Wirklichkeit von verschiedenen Menschen ganz unterschiedlich wahrgenommen werden kann. Unterschiede in der Wahrnehmung gleicher Situationen sind auch dann möglich, wenn Menschen die gleiche Sprache sprechen und einen ähnlichen gesellschaftlich-kulturellen Hintergrund haben.

Die Wahrnehmung von sich selbst und der Umwelt ist subjektiv, aber auch stark geprägt durch die Wechselbeziehungen des einzelnen mit sich selbst, mit anderen und mit der Gesellschaft. Soziale Unterstützung kann darum als das Wahrnehmen von Botschaften der Teilnahme anderer durch einen Menschen verstanden werden. Der Wert und die Wirkung sozialer Unterstützung entsteht aus der Bedeutung, die ihr die unterstützende Person zumisst.

4. Soziale Unterstützung

Die soziale Umwelt (social environment) wurde von zwei Autoren mit Lebens- und Arbeitszufriedenheit wie auch mit Krankheitsursachen in Verbindung gebracht (Kahn, 1979; Cassel, 1976). Es wurde auch festgestellt, dass die soziale Umwelt schützend wirken kann vor den Folgen von Stress und zu hohen Forderungen im Leben (Cassel, 1976). Die Diskussion über Eigenschaften und Qualitäten schützender sozialer Einflüsse geht weiter und konzentriert sich auf zwei Fragen: a) welches ist die Struktur und die Funktion eines sozialen Netzes (social network)? und b) welches sind die Merkmale sozialer Unterstützung?

a) Struktur und Funktionen sozialer Netze (social network)

Die Struktur eines Netzes besteht aus vielen Einzelteilen, die alle in Verbindungen eines Menschen zu anderen münden. Ein Merkmal ist die Anzahl von Personen, die ein Mensch als seinem sozialen Netz zugehörig wahrnimmt. Die Nähe oder Distanz der Beziehungen und die Gegen- oder Einseitigkeit von Handlungen mögen Hinweise für die Qualität eines Beziehungsnetzes sein. Weitere Dimensionen des sozialen Netzes sind die geographische Distanz, die Häufigkeit und Art der Kontakte, wie auch die Dauer der Bekanntschaft. Das Ermöglichen persönlichen Engagements und Nähe zu anderen Menschen ist wohl die Hauptfunktion sozialer Netze. Den emotionalen Bedürfnissen des einzelnen gerecht zu werden, wirtschaftliche Unterstützung zu geben und erzieherische und beschützende Handlungen und Einflüsse zu ermöglichen sind weitere Funktionen von Beziehungsnetzen (Pilisuk & Froland, 1978). Diese Eigenschaften sozialer Netze werden auch soziale Unterstützung genannt.

b) Merkmale sozialer Unterstützung

Soziale Unterstützung basiert grundsätzlich auf gegenseitigem Geben und Nehmen von Information und Hilfe. Diese Aussage deutet an, dass die Wahrnehmung der sozialen Unterstützung subjektiv ist. Gemäss den meisten Interpretationen ist die Hauptfunktion sozialer Unterstützung jene, die emotionellen Bedürfnisse des einzelnen zu befriedigen. Aber sie bedeutet auch Hilfe im Hinblick auf die Befriedigung der Bedürfnisse nach Sicherheit und Schutz. Weiss (1974) bezeichnet die Merkmale der sozialen Unterstützung, wie sie vom Empfänger wahrgenommen werden, mit sich anderen nahe zu fühlen, von ihnen geschätzt zu werden, gesellschaftlich akzeptiert zu sein, umsorgt zu werden und in der Lage zu sein, sich auf andere zu verlassen und sich von ihnen führen zu lassen. Cobb (1976) interpretiert soziale Unterstützung hauptsächlich als Information, die einer Person die Gewissheit gibt, «geliebt, umsorgt, geachtet und geschätzt zu werden» und «zu einem Netz gegenseitiger Kommunikation und gegenseitigem Engagement» zu gehören. Zwei Dimensionen der Hilfe werden von Kahn (1979) unterschieden: materielle und symbolische. Caplan (1974) fügt diesen Kategorien die Hilfe hinzu, die gegeben wird, um die psychischen Kräfte einer Person zu mobilisieren, damit sie erfolgreich mit den Schwierigkeiten, die sie antrifft, umgehen kann. Kahn (1979) kombiniert einige der Eigenschaften des sozialen Netzes mit Qualitäten der sozialen Unterstützung und kreiert damit das Konzept des «Konvoi». Er fügt die Dimension der Bewegung hinzu, womit er die sich ändernden Gruppen von Menschen meint, die eine Person in verschiedenen Stadien oder Situationen ihres Lebens begleiten.

5. Integration der Konzepte

Das Pflegemodell nach King und der symbolische Interaktionismus dienen dazu, die Interaktion eines Krebspatienten mit sich selbst und anderen zu begreifen. Von den sechs Begriffen aus dem persönlichen System laut King wurden 1) Wahrnehmung und 2) Selbst gewählt, da sie besonders geeignet scheinen, die Haltung eines Menschen gegenüber Krebs, dessen Behandlung und der Wahrnehmung von sozialer Unterstützung zu untersuchen. Krebs wird als Stress mit symbolischer Bedeutung verstanden, der das Selbst des Patienten beeinflusst, und damit auch seine Beziehungen zu andern (interpersonal system). Die Qualität von Interaktionen mit anderen in der Familie, in religiösen Gemeinschaften, Erziehungs- und/oder Arbeitskreisen (soziales Unterstützungssystem) und deren Wirkungen auf den Patienten werden von ihm als soziale Unterstützung oder als deren Fehlen empfunden.

Die Theorie des symbolischen Interaktionismus erklärt den Austausch menschlicher Gedanken, Gefühle und Erfahrungen innerhalb und zwischen diesen Systemen als Prozess der Wirklichkeits-Konstruktion. In diesem Prozess werden die Bedeutungen menschlicher Erfahrungen geformt und im Laufe der Zeit verändert. Diese sind Mittel zur Interpretation und zum Verständnis der Wirklichkeit. Diese Schaffung von Bedeutung wird definiert als eine fortlaufende soziale wie auch individuelle Handlung, die sich stark auf die menschliche Wahrnehmung abstützt. Die Bedeutung, die jemand seiner Erfahrung und Situation zumisst, beeinflusst seine Wahrnehmung und leitet seine darauffolgenden Handlungen, Reaktionen, Interaktionen und Transaktionen.

In Abbildung 3 werden diese sich gegenseitig beeinflussenden Konzepte dargestellt.

Die Wahrnehmung der sozialen Unterstützung mag von der Krankheitserfahrung des Patienten beeinflusst sein. Körperliche Veränderungen im Verlauf der Krankheit, sowie Veränderungen in seiner innern Welt können die Wahrnehmung verändern. Die wahrgenommene Qualität der sozialen Unterstützung beeinflusst in entscheidender Weise die Fähigkeit des Patienten, mit der Krankheitserfahrung umzugehen (Bloom, 1982).

Zusammenfassend kann gesagt werden, dass Wahrnehmung und Bedeutung der Krebskrankheit und der sozialen Unterstützung sub-

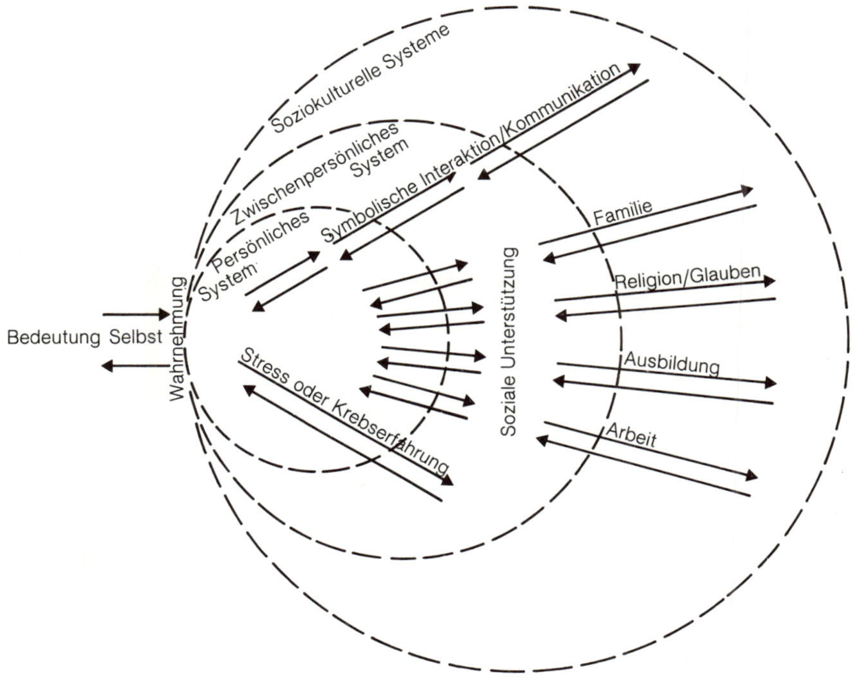

Abbildung 3. Wechselbeziehungen zwischen Konzepten.

jektiv sind, aus einzigartigen individuellen Erfahrungen entstehen und aus einer einzigartigen persönlichen Bedeutungswelt herauswachsen. Ein Patient wird sich je nach der Bedeutung verhalten, die er den wahrgenommenen Erfahrungen zumisst. Die Beeinflussung durch andere kann zu Änderungen in der Wahrnehmung und Interpretation der Situation eines Patienten beitragen, sowie seine Möglichkeiten beeinflussen, wie er damit umgeht.

Im Wissen darum, dass Einstellungen durch Beziehungen verändert werden können, liegt eine Möglichkeit für therapeutisches Handeln in der Pflege.

Kapitel III
Methodologie[1]

A. Forschungsmethode und Durchführung der Studie

Diese beschreibende und vergleichende Studie wurde als einmalige Umfrage durchgeführt. Die Daten wurden von einer geeigneten Auswahl von Krebspatienten gewonnen. Zur Anwendung kamen drei Fragebogen. Die Fragen eines Fragebogens wurden zur Strukturierung eines Interviews verwendet. Demographische und medizinische Daten der Patienten wurden aus den Krankengeschichten gewonnen. Die Resultate der Interviews ergaben sowohl qualitative als auch quantitative Daten.

Interne Gültigkeit (internal validity): Der Aussagewert dieser Studie kann angefochten werden durch die Präsenz der Untersuchenden, einer Person, die den Patienten vor dem Interview völlig unbekannt war. Das verbale und nonverbale Verhalten der Untersuchenden könnte die Reaktionen der Patienten beeinflusst haben. Da die Studie in Spitälern durchgeführt wurde, könnten die Antworten der Patienten auch von anderen anwesenden Personen (anderen Patienten, Personen, die den Raum während des Interviews betraten) oder durch ablenkende, unangenehme Umgebungsfaktoren beeinflusst worden sein.

Externe Gültigkeit (external validity): Die Tatsache, dass die Patienten von ihren Betreuern ausgewählt worden waren, vermindert die Möglichkeit, diese Patientengruppe als repräsentativ für Krebspatienten in der Schweiz zu betrachten. Darum können diese Resultate nur begrenzt verallgemeinert werden. Die enge geographische Verteilung (drei Kantone in der deutschen Schweiz) stellt eine weitere Begrenzung für Verallgemeinerungen dar.

[1] Methodologie = Theorie der wissenschaftlichen Methoden (Duden).

B. Beschreibung der Forschungsumgebung

Die an der Befragung beteiligten 45 Patienten (nachfolgend Untersuchungsgruppe genannt) wurden in drei medizinischen Zentren (zwei Universitätsspitälern und einem Kantonsspital mit 1076, 1300 und 1000 Betten) im deutschsprachigen Raum der Schweiz behandelt. Bei allen drei Spitälern kamen die Patienten von der onkologischen Abteilung; in einem Spital wurden auch Patienten aus chirurgischen und medizinischen Abteilungen zugewiesen. Zur Zeit des Interviews waren 24 Patienten (53,3%) hospitalisiert und 21 (46,7%) befanden sich in ambulanter Behandlung. Alle drei Spitäler dienen als medizinische Zentren für die Städte und Kantone, in denen sie sich befinden, sowie auch für Nachbarkantone (bzw. für das benachbarte Fürstentum Liechtenstein), die über keine Onkologiestation verfügen. 10 Patienten wurden von dem einen Universitätsspital zugewiesen, 11 vom Kantonsspital und 24 vom zweiten Universitätsspital. Die Interviews wurden im Zimmer des Patienten oder in einem Nebenraum durchgeführt. Eine Patientin wurde zuhause befragt.

C. Die Untersuchungsgruppe

I. Zusicherungen, die den Patienten gegeben wurden

Die Krankenschwestern oder Ärzte gaben den Patienten eine Übersicht über die Studie und fragten sie, ob sie mit der Untersuchenden Kontakt aufnehmen würden. Beim nachfolgenden Zusammentreffen wurden die in Frage kommenden Teilnehmer von der Untersuchenden über Zweck und Inhalt der Studie informiert. Vertraulichkeit, Anonymität und das Recht, nicht teilzunehmen oder Antworten zu verweigern, wurden zugesichert. Diejenigen, welche zusagten, unterschrieben das Einwilligungsformular (Anhang B). Die Studie und das Einwilligungsformular waren vorgängig vom «Human Subject's Committee» der Universität von Kalifornien, San Francisco, genehmigt worden.

2. Zusammensetzung und Grösse der Untersuchungsgruppe

Die Untersuchungsgruppe bestand aus 45 Patienten*, bei denen Brustkrebs oder Lungenkrebs diagnostiziert worden war. Zur detaillierten Beschreibung der Untersuchungsgruppe siehe Kapitel IV.

3. Kriterien zur Auswahl der Teilnehmer

Die folgenden Kriterien wurden bei der Auswahl der Patienten angewandt:
- Alter: 18 Jahre oder älter;
- Aufenthalt in der Schweiz seit mindestens 5 Jahren;
- Verständnis der (schweizer-) deutschen Sprache (mündlich und schriftlich);
- geistige Fähigkeit, Fragen zu ihrer Auffassung über die Krebskrankheit, deren Behandlung und Bedeutung zu beantworten (Dodd et al. 1983), und Fähigkeit, den Norbeck-Fragebogen zur sozialen Unterstützung (NSSQ, 1982) auszufüllen;
- Informiertsein über die Krebsdiagnose;
- Zeitpunkt des Interviews: nach operativer Behandlung, während Bestrahlungs- und/oder Chemotherapie.

D. Vorgehen bei der Datensammlung

Die Umfrage wurde im August und September 1983 durchgeführt. Alle Patienten wurden von der Untersuchenden selbst befragt. Nachdem der Patient das Einwilligungsformular unterschrieben hatte, wurde er gebeten, in einem Interview die vier Fragen des Einstellungsfragebogens zu beantworten (Anhang C, Fragen 1–4, Bedeutung der Krankheit für Patient/Familie; Bedeutung der Behandlung für Patient/Familie). Die Fragen wurden von der Untersuchenden in Schweizerdeutsch gestellt. Der Patient wurde ermu-

* Gilt immer auch für Patientinnen.

tigt, der Untersuchenden seine Gedanken zu den vier Fragen mitzuteilen; die Untersuchende notierte während des Gesprächs die Hauptgedanken der Antworten. Anschliessend beantworteten die Patienten fünf demographische Fragen eines abgeänderten Fragebogens zur Einstellung gegenüber Krebs (Anhang D), der von Dodd, Chen, Piper und Lindsey (1983) in früheren Studien verwendet worden war. Diese demographischen Informationen wurden mit zusätzlichen Daten ergänzt, die aus den Krankengeschichten der Patienten gewonnen wurden. In einer letzten Phase der Datensammlung wurde der Patient gebeten, den Norbeck-Fragebogen zur sozialen Unterstützung (NSSQ) zu lesen, oder er wurde ihm vorgelesen (Anhang E). Dieser Fragebogen wurde von 42 Patienten ausgefüllt (drei lehnten ab), wovon ihn 17 selbst ausfüllten und 24 ihre Antworten der Untersuchenden diktierten. Fünf Patienten baten um mehr Zeit (1–2 Tage), um den Fragebogen auszufüllen; zwei nahmen ihn mit nach Hause und sandten ihn per Post zurück. Bei den meisten Patienten war die Untersuchende während der Zeit des Ausfüllens oder Diktierens zugegen. Nach dem Treffen mit dem Patienten (oder während der nächsten Zeit innerhalb der folgenden 12 Stunden) wurden die Interviewaufzeichnungen von der Untersuchenden rekonstruiert.

E. Forschungsinstrumente: Gültigkeit, Verlässlichkeit, Anwendbarkeit

I. Einstellungsfragebogen (Dodd et al., 1983)

Dieser Fragebogen wurde benutzt, um von den Teilnehmern subjektive Daten zu erhalten (siehe Anhang C).

Gültigkeit (validity): «weist auf den Grad hin, in dem ein Instrument misst, was es zu messen vorgibt» (Polit & Hungler, 1978). Aussagegültigkeit (face validity) steht für die Annahme, dass jedes Mitglied einer gewissen Population oder Untersuchungsgruppe ein gültiger Informant für das Thema der Umfrage ist (Brink & Wood, 1978). Die Fragen von Dodd et al. scheinen die Antworten hervorzubringen, die der Fragebogen zu sammeln beabsichtigt. Diese Fragen wurden schon in zwei früheren Studien benützt und sind ins Chinesische (Mandarin) (Dodd, Chen, Piper & Lindsey, 1985) und ins Arabische (Dodd, Ahmed, Piper & Lindsey, 1985) übersetzt worden. In keiner dieser Studien berichteten die Untersuchenden über Schwierigkeiten der Patienten beim Ausfüllen des Fragebogens oder bei der Beantwortung der Fragen.

Die Gültigkeit der deutschen Übersetzung wurde von drei Personen, die beide Sprachen beherrschen, nachgewiesen. Inhalts- und Sinngültigkeit wurden nicht nachgewiesen.

Verlässlichkeit (reliability): «ist das Ausmass, in dem das Messgerät bei wiederholter Anwendung übereinstimmende Resultate ergibt» (Brink et al., 1978). Die Beständigkeit der Antworten bei wiederholter Anwendung der Fragen bei den gleichen Personen kann variieren, was auf die subjektive und dynamische Natur von Einstellungen und Auffassungen zurückzuführen ist. Patienten können zu verschiedenen Zeiten unterschiedliche Antworten geben, je nach ihrer Wahrnehmung der Situation und dem Stadium ihrer Krankheit.

2. Demographischer Fragebogen (Dodd et al., 1985)

Dieser Fragebogen (Anhang D) wurde wegen der ethnischen Ähnlichkeit der Schweizer Bevölkerung leicht abgeändert. Anstelle der ethnischen Herkunft wurde nach der Nationalität gefragt. In der Schweiz ist es nicht üblich, das jährliche Einkommen anzugeben, weshalb die Teilnehmer gebeten wurden, ihr monatliches Einkommen einzutragen. Die Antworten wurden mit 12 multipliziert, um das Jahreseinkommen zu erhalten. Die Frage nach der Religion wurde dem Fragebogen zugefügt, weil diese eventuell die Einstellung eines Patienten gegenüber seiner Krankheit beeinflussen kann. Der Begriff «Krankheit» ersetzt das im Originaltext verwendete Wort «Krebs». Die Untersuchende wandte während des Gesprächs den Begriff an, den der Patient vorher im Interview benutzt hatte. Die Fragen 1–9 betreffen statistische Angaben wie Alter, Geschlecht, Nationalität, Religion, Zivilstand, Lebensbedingungen, Ausbildung, Beruf/Tätigkeit und Einkommen. Die Fragen 10–23 beinhalten medizinische Daten wie Diagnose, Prognose, frühere und momentane Behandlung und die vom Patienten eingeschätzte eigene Leistungsfähigkeit.

3. Norbeck-Fragebogen zur sozialen Unterstützung (NSSQ) (Norbeck et al. 1981)

Dieser Fragebogen erbringt subjektive Informationen über das wahrgenommene soziale Umfeld und die soziale Unterstützung einer Person. Der Patient wird gebeten, zuerst «jede zum jetzigen Zeitpunkt wichtige Person» aufzuzählen und seine Beziehung zu diesen Personen zu spezifizieren. Nachher werden weitere Informationen über die aufgezählten Personen verlangt. Die Einschätzungen werden mit Hilfe einer 5-Punkte-Schätzungsskala nach Likert vorgenommen.

Die erhaltenen Auskünfte wurden in drei Kategorien aufgeteilt:
«gesamtes Ausmass an funktioneller Unterstützung»,
«gesamtes soziales Beziehungsnetz» und
«gesamtes Ausmass an Verlusten von Beziehungen».

Gültigkeit und Verlässlichkeit: In verschiedenen Studien wurde der Norbeck-Fragebogen im Vergleich zu anderen Fragebogen zur sozialen Unterstützung auf seine Gültigkeit und Verlässlichkeit hin getestet. Die Resultate der Kontrolltests, die durch die Anwendung des NSSQ bei Gesunden wie auch bei Kranken gewonnen worden waren, zeigen, dass dieser Fragebogen ein gültiges und verlässliches Forschungsinstrument ist. (Norbeck et al., 1981; 1983).

Alle drei Fragebogen bewährten sich in ihrer *Anwendung* in zwei früheren Studien, nämlich derjenigen von Dodd et al. (Taiwan und Ägypten, beide 1985) respektive in drei früheren Studien von Norbeck et al. und von Lindsey et al. (USA, 1981; 1983; Taiwan und Ägypten, 1985; 1985). Es wurden in keiner der Studien irgendwelche Schwierigkeiten bei der Benutzung der Fragebogen durch die Teilnehmer gemeldet.

Kapitel IV
Resultate

In diesem Kapitel werden die demographischen Angaben und die Krankheitsmerkmale der Untersuchungsgruppe dargestellt. Die Antworten der Patienten, in denen sie die Bedeutung der Krebserkrankung und deren Therapie für sich selbst und für ihre Angehörigen schildern, werden dargelegt. Informationen aus dem Norbeck-Fragebogen werden wiedergegeben. Die Ansichten der Patienten über die Bedeutung ihrer Krankheit und deren Behandlung werden dann mit den NSSQ-Resultaten verglichen.

A. Demographische Angaben und Krankheitsmerkmale

48 Patienten, bei denen Krebs diagnostiziert worden war, wurden eingeladen, an dieser Studie teilzunehmen. Zwei Personen lehnten ab, und eine Person war zu verwirrt, um teilnehmen zu können. Von den 45 Patienten, die schliesslich teilnahmen, waren 17 Männer (37,8%) und 28 Frauen (62,2%). Das Durchschnittsalter betrug 57,9 Jahre (Streuung 29–79 Jahre). 41 Teilnehmer waren Schweizer/-innen, zwei waren gebürtige Österreicherinnen (verheiratet mit Schweizern), eine Person stammte aus Deutschland und eine aus Italien. Der Italiener war in der Schweiz geboren und aufgewachsen. Alle Patienten gaben an, dass sie entweder protestantisch (n = 29) oder römisch-katholisch (n = 16) seien. 18 lebten mit ihren Ehepartnern, 15 mit ihren Familien, 10 allein und 2 in anderen Wohnverhältnissen. Die Schul- resp. Ausbildung betrug zwischen 7 und 19 Jahren. 11 Patientinnen waren Hausfrauen, weitere 10 gaben an, sie hätten eine Beschäftigung nebst der Hausfrauentätigkeit. 10 Männer waren Arbeiter und 5 Frauen waren Krankenschwestern. Der Rest der Untersuchungsgruppe (hauptsächlich Männer) setzte sich aus Angestellten, Sekretären, selbständig Erwerbenden und einem

Ökonomen zusammen. Niemand in der Gruppe gab «pensioniert» als Beschäftigungsstatus an, obwohl 10 Patienten älter als 65 waren (65 ist das offizielle Pensionierungsalter für Männer, 62 für Frauen). Die Teilnehmer und/oder ihre Gatten/Gattinnen verdienten zwischen Fr. 12853 und Fr. 100000 pro Jahr (Durchschnitt = Fr. 42900); 33 Teilnehmer beantworteten diese Frage, 12 Patienten lehnten es ab, ihr Einkommen anzugeben. Das durchschnittliche pro Kopf Einkommen in der Schweiz betrug 1981 Fr. 25475 pro Jahr (Schweizerische Bankgesellschaft, 1982).

25 Patientinnen litten an Brustkrebs und 20 Patienten (-innen) an Lungenkrebs. Die geschätzte Anzahl Erkrankter in der Schweiz 1976 sah wie folgt aus: Brustkrebs: 101/100000 Personen; Lungenkrebs: 84/100000 Personen (Glaus, Jungi & Senn, 1982). Brust- und Lungenkrebs sind zwei der vier Krebsarten, die im Jahre 1979 die höchste absolute Sterbeziffer unter den Schweizer Krebspatienten forderten. Die anderen zwei Arten sind das Kolon/Rektum- sowie das Magenkarzinom (Statistik der WHO, 1981).

Zur Zeit der Interviews war den Patienten ihre Diagnose bereits seit einem bis zu 154 Monat/en bekannt (Durchschnitt 29,5 Monate).

Bei 89% der untersuchten Patienten war die Krebskrankheit in einem fortgeschrittenen Stadium, bei 11% im Frühstadium.

25 Patienten, davon 21 in fortgeschrittenem Stadium, dachten, dass die Behandlung ihre Krankheit heilen würde, 11 wussten es nicht und neun glaubten nicht an eine Heilung. Bei acht dieser neun letzteren Personen befand sich die Krankheit im fortgeschrittenen Stadium. Dasselbe traf für die Patienten zu, die es nicht wussten.

34 Patienten waren operiert worden, 20 bekamen Bestrahlungstherapie und 33 erhielten Chemotherapie. 21 Patienten mit fortgeschrittener Krankheit glaubten, dass die Bestrahlungstherapie ihre Krankheit heilen würde. Acht Patienten wurden mit nur einer Therapie behandelt, während 33 kombinierte Behandlungen erhielten.

Auf der Leistungsskala nach Karnofsky verzeichnete diese Untersuchungsgruppe einen Durchschnitt von 67% (nicht bettlägerig und in der Lage, für sich selbst zu sorgen, aber unfähig, eine berufliche Tätigkeit auszuüben). Die Auffassungen der Patienten über ihre Fähigkeit, den Aktivitäten des täglichen Lebens nachzugehen, reichten von 25–100% auf der Karnofsky Leistungsskala (Karnofsky, 1952).

Von den 45 Patienten, die an dieser Studie teilnahmen, lehnten drei es ab, den Norbeck-Fragebogen zur sozialen Unterstützung auszufüllen. Ein Patient sorgte sich darüber, dass die Personen, die er «beurteilen» sollte, vielleicht davon Kenntnis erhalten könnten; eine Person war der Meinung, dass diese Fragen zu intim seien und dass sie nichts mit ihrer Krebskrankheit zu tun hätten; eine Person fühlte sich zu schwach, um den Fragebogen auszufüllen oder die Informationen zu diktieren.

Die detaillierten demographischen und den Gesundheitszustand betreffenden Informationen über die 45 bzw. 42 Teilnehmer in den zwei Teilen dieser Studie finden sich in Tabelle 1.

Tabelle 1. Demographische Angaben und mit dem Gesundheitszustand in Verbindung stehende Charakteristika der Untersuchungsgruppe

Demographische Angaben	Untersuchungsgruppe N = 45		Untersuchungsgruppe N = 42 (NSSQ)	
	n	%	n	%
Geschlecht:				
männlich	17	37.8	16	38.1
weiblich	28	62.2	26	61.9
Nationalität:				
Schweiz	41	91.1	38	90.5
Österreich	2	4.4	2	4.8
Deutschland	1	2.2	1	2.4
Italien	1	2.2	1	2.4
Religion:				
protestantisch	29	64.4	28	66.7
römisch-katholisch	16	35.6	14	33.3
Wohnverhältnisse:				
mit Ehepartner	18	40	17	40.5
mit Familie	15	33.3	14	33.3
allein	10	22.2	9	21.4
andere	2	4.4	2	4.8
Zivilstand:				
verheiratet	31	68.9	29	69.0
verwitwet	10	22.2	9	21.4
ledig	2	4.4	2	4.8
geschieden	2	4.4	2	4.8

Tabelle 1. Fortsetzung

Demographische Angaben	Untersuchungsgruppe N = 45		Untersuchungsgruppe N = 42 (NSSQ)	
	n	%	n	%
Tätigkeit:				
Hausfrau[1]	11	46.6[2]	10	47.0[2]
Hausfrau[2]	10		10	
Arbeiter	10	22.2	10	23.8
Krankenschwester	5	11.1	5	11.9
andere	9	20.0	7	17.2
Medizinische Diagnosen nebst Krebs:				
keine	15	33.3	13	31.0
Magendarm	5	11.1	5	11.9
Herz-Kreislauf	5	11.1	5	11.9
urogenital	3	6.7	3	7.1
psychiatrisch	3	6.7	3	7.1
Lunge/Herz-Kreislauf/Haut	2	4.4	2	4.8
Andere:				
Lunge, endokrin, orthopädisch, ZNS, Medikamentenmissbrauch, Allergie, Brusterkrankung und alle oben erwähnten kombiniert in jeder Kategorie	12	26.7	11	26.2
Krebsdiagnose:				
Brust	25	55.6	24	57.1
Lunge	20	44.4	18	42.9
Prognose:				
Spätstadium	40	88.9	37	88.1
Frühstadium	5	11.1	5	11.9
Kenntnis des erwarteten Behandlungseffektes				
Heilung:				
ja	25	55.6	24	57.1
nein	11	24.4	10	23.8
ungewiss	9	20.0	8	19.0
Frühere oder momentane Krebsbehandlung:				
Operation	34	75.6	31	73.8
Bestrahlungstherapie	20	44.4	19	46.2
Chemotherapie	33	73.3	32	76.2

[1] Hausfrau 1 = ausschliesslich Hausfrau
Hausfrau 2 = Hausfrau mit zusätzlich anderer Tätigkeit
[2] Total Prozentsatz Hausfrauen

Tabelle 1. Fortsetzung

Demographische Angaben	Untersuchungsgruppe N = 45			Untersuchungsgruppe N = 42 (NSSQ)		
	$\bar{X}$[1]	SA[2]	Streuung	$\bar{X}$	SA	Streuung
Alter (Jahre)	57.9	11	29–79	57.8	10.4	29–79
Formelle Ausbildung (Jahre)	10.4	2.9	7–19	10.2	2.5	7–17
Einkommen/Jahr (in Fr.)	42900	20488	12852–100000	42900	20488	12852–100000
Krebsdiagnose bekannt in Monaten	27.8	41.3	1–154	29.5	42.3	1–154
Anzahl chemotherapeutischer Medikamente	3.5	1.5	1–6	3.5	1.5	1–6
Karnofsky Leistungsgrad (in %)	67.1	21.7	25–100	67.7	20.7	30–100

[1] $\bar{X}$ = (arithmetischer) Mittelwert
[2] SA = Standardabweichung

B. Beschreibung und Analysen der Antworten: die Einstellungen der Patienten zur Krebserkrankung, deren Behandlung und Auswirkungen auf ihre Angehörigen

(Fragebogen siehe Anhang C)

Frage 1: «Was bedeutet diese Krankheit für Sie?»
Zwei Aspekte wurden zum Ausdruck gebracht: Die Bedeutung für die Patienten selbst und die Auswirkungen auf ihre Beziehungen zu anderen.

I. Bedeutung für sie selbst

Die Patienten drückten ihre Gefühle aus und teilten ihre Erfahrungen mit. Oft gaben sie ihre Reaktionen auf das Krankheitsgeschehen in chronologischer Reihenfolge an.

14 Personen wiesen auf den Schock hin, den die Diagnose bei ihnen ausgelöst hatte. Acht Personen verwendeten das Wort «Schock», aber die Erfahrung wurde auch mit «Blitz aus heiterem Himmel», «wie auf den Kopf geschlagen» oder «wie wenn die Welt aufhörte zu existieren» beschrieben.

Der Rückblick nahm zwei Dimensionen an: Die Patienten überschauten ihr Leben vor der Diagnose und jene, die schon länger an Krebs litten, blickten auch zurück auf ihr Leben mit der Krankheit. Indem sie sich an ihr früheres Leben erinnerten, dachten sie über ihre Einstellungen, Beziehungen, Tätigkeiten und wichtigen Lebenserfahrungen nach; sie neigten dazu, frühere Erfahrungen in Zusammenhang zu bringen mit der Tatsache, dass sie Krebs bekommen hatten. (Beispiele solcher Verbindungen werden auch in der weiteren Beschreibung dieser Daten präsentiert.) Verlust erschien als ein Hauptthema: 14 Personen fühlten, dass sie nicht mehr so arbeiten konnten wie vor Ausbruch der Krankheit. Andere Verluste wie reduzierte körperliche Kraft, Verminderung von Selbstwert, Veränderungen in der Körpervorstellung, Abhängigkeit von anderen und Verlust von Kontakt zu andern wurden erwähnt. Zum Beispiel berichteten einzelne Patienten: «Früher war ich in der Lage, anderen zu helfen; jetzt brauche ich sogar Hilfe, um meine Schuhe zu schnüren», «ich bin nicht mehr ganz», «ich bin jetzt eine alte Frau» und «es gibt Leute, die vor mir fliehen».

Für die meisten der Patienten war die Zukunft unsicher. Die Angst vor dem Sterben wurde von 12 Patienten ausdrücklich erwähnt, und indirekt erschien sie in Antworten wie: «Ich habe nicht mehr lange zu leben», «das Schlimmste ist der Gedanke an die Zukunft meiner beiden kleinen Kinder» oder: «Meine Frau, die Multiple Sklerose hat, braucht mich immer noch».

Während sie von ihrer Vergangenheit und von der Zukunft sprachen, drückten die Erzählenden viele Gefühle aus: Angst, Verzweiflung, Einsamkeit, Resignation, Hoffnung und Liebe.

Die Verarbeitung der Krankheitserfahrung durch die Patienten beinhaltete eine Mannigfaltigkeit von Reaktionen: «Ich muss mich mit der Situation abfinden», «Ich sehe die kommenden Monate/Jahre meines Lebens als Geschenk an». Eine Patientin sagte: «Ich hoffe, dass dadurch, dass ich Brustkrebs habe, meine Tochter vor Brustkrebs bewahrt wird.» In dieser Aussage finden sich Elemente der Hoffnung, mindestens für die Tochter. Eine andere Patientin, ihr rechter Arm wurde infolge eines metastasierenden Lungenkrebses amputiert, war zu einem Opfer bereit: «Wenn ich leben will, muss ich den Arm als Opfer bringen.»

Verschiedene Versuche, mit Gefühlen fertigzuwerden, kamen zum Ausdruck (siehe auch Frage 3, die Auffassung des Patienten zur Krebsbehandlung und was als hilfreich empfunden wurde). Selbstmord (wörtlich ausgedrückt) wurde von drei Personen in Betracht gezogen. Verleugnende Reaktionen zeigten zwei Tendenzen: Selbstschutz, wie etwa «ich will einfach nicht immer darüber (Krankheit) nachdenken». Diese Einstellung erlaubt es dem Patienten, sein normales Leben wieder aufzunehmen, nachdem die nötigen Vorkehrungen zur Behandlung der Krankheit getroffen wurden. Andere Reaktionen, mit möglicherweise schädigender Einwirkung auf ihr Leben, wurden von zwei Frauen erzählt. Sie hatten ihr Wissen um Veränderungen in ihrer Brust während eines bzw. dreier Jahre vor jedermann verborgen. Gefühle der Schuld und Angst aus dieser Zeit der Verheimlichung wie auch Erleichterung darüber, dass schliesslich mit der Behandlung begonnen wurde, waren Auswirkungen dieser lebensbedrohenden Verleugnung.

12 Frauen und ein Mann, die seit mehreren Jahren ihre Krebsdiagnose kannten (11 Brustkrebs und 2 Lungenkrebs), sahen die Krankheit als jene Kraft, die ihre frühere Weltanschauung und Auffassung ihrer selbst in Frage gestellt hatte. Einige von ihnen beschrieben sich selbst als fähig, «bewusster zu leben», «das Leben mehr zu schätzen», «hinter das Oberflächliche der Dinge zu sehen» und hatten gelernt, sich selbst mehr Zeit zu gönnen, um die eigenen Bedürfnisse vermehrt zu befriedigen. Die Fähigkeit zu grösserem Durchsetzungsvermögen war bei einigen durch die Krankheit gewachsen.

II. Bedeutung für die Beziehungen zu anderen

Für viele Patienten führte die Krankheit entweder zu Verbesserungen (grössere Fürsorge, stärkere Verbundenheit) oder zu grösseren Belastungen (Rollenänderungen, weniger Anpassung der Kranken) in ihren Beziehungen zu anderen.
(Unter Frage 2 wird die Einwirkung auf die Beziehungen detaillierter beschrieben).

Frage 1a) «Was, glauben Sie, hat Ihre Krankheit verursacht? Weshalb, glauben Sie, sind Sie jetzt erkrankt und nicht zu einem anderen Zeitpunkt in Ihrem Leben?
Die Antworten können in zwei Hauptkategorien aufgeteilt werden: in innere und äussere Ursachen. Die Ideen der Patienten zum Zeitpunkt des Krankheitsausbruchs finden sich in vielen der Antworten. Die inneren Ursachen beinhalten drei Bereiche: einen psychischen, verhaltensbedingten und erblichen.
Psychische Ursachen: Für 22 Patienten trugen psychische Faktoren zu Krebsentstehung bei. 17 Patienten sagten aus, dass jahrelange unglückliche Beziehungen, andauernder psychischer Stress, Sorgen, Ärger oder Ängste Mit-Auslöser ihrer Krankheit gewesen seien. Neun Personen verbanden den Tod oder Verlust eines Partners, eines Freundes oder Sohnes mit der Entwicklung des Krebses oder mit dessen Wiederauftreten nach einer krankheitsfreien Zeit. «Aufstauen» von Gefühlen, eigenes Unvermögen, Gefühle mit anderen zu teilen (n = 8) wurden als mögliche Ursachen erwähnt. Zwei Frauen hatten das Gefühl, dass sie nicht zufällig Brustkrebs bekom-

men hatten, sondern dass die Krankheit einen Teil ihres Körpers befallen hatte, den sie vorher verneint oder nicht akzeptiert hatten.

Verhaltensbedingte Ursachen: Rauchen wurde von 13 Lungenkrebspatienten als wahrscheinliche Ursache erwähnt; eine Frau erwog das Rauchen als mitverursachend für ihren Brustkrebs, und ein Mann verneinte Rauchen als Ursache für seinen Lungenkrebs. Einige Patienten erwähnten Rauchen als Ursache nur zögernd, wie: «Der Arzt sagte, dass dies nicht der Grund sei» oder: «Es ist nicht bewiesen, dass Rauchen Krebs verursacht». Viele Patienten hatten zur Zeit der Diagnosestellung und/oder Behandlung aufgehört zu rauchen.

Erbliche Ursachen: Vererbung und verminderte Widerstandskraft des Körpers wurden von 20 Patienten als Ursache der oder Beitrag zur Krankheitsentstehung angenommen. In vielen ihrer Familien hatten bereits andere Familienmitglieder an Krebs gelitten. Zwei Frauen glaubten, dass Krebs eine Generation überspringe und dass, da sie selbst Krebs hatten, ihre Kinder davon verschont bleiben würden. Über die Vorstellung, im Alter zwischen 50 und 60 Jahren besonders krankheitsanfällig zu sein, wurde von zwei Männern berichtet.

Bei den äusseren Ursachen schien es keine klaren spezifischen Themen zu geben. Harte körperliche Arbeit wurde von sieben Patienten erwähnt. Dämpfe, Asbest, Umweltverschmutzung, Sonnenbrand, Röntgenstrahlen, Viren, Erkältung, Geburt eines Kindes und die Wirkung von Massagen wurden von einzelnen als mögliche verursachende Faktoren angegeben.

Umweltverschmutzung und Gefahren bei der Arbeit, wie Dämpfe, Abgase oder Asbest, waren Erklärungen von Männern, die solchen Verschmutzungen an ihren Arbeitsplätzen ausgesetzt waren.

Die Antworten der Mehrheit der Patienten enthielten weder ausschliesslich innere noch ausschliesslich äussere Ursachen. Die Befragten schienen jedoch ein ziemlich klares Bild davon zu haben, was ihrer Meinung nach die Krankheit verursacht hatte. Die Häufigkeit psychischer Erklärungen gab ein starkes Bewusstsein über die Einheit von Körper und Geist wieder. Eine Frau bemerkte, sie hätte sich oftmals «wie ein Knoten» gefühlt, wenn sie unter Druck stand oder Sorgen hatte. «Alles in mir war wie ein Knoten»; sie benützte das Wort «Knoten» ebenfalls, als sie vom Krebs in ihrer Brust sprach.

Indem sie dasselbe Wort wählte, deutete sie eine starke Verbindung zwischen Körper und Geist an.

Die verursachenden Faktoren, die von dieser Untersuchungsgruppe angegeben wurden, können auch als a) verursacht durch ihr eigenes Verhalten und b) verursacht durch Geschehnisse ausserhalb ihrer Kontrolle interpretiert werden. Vererbung, Genetik, verminderter Widerstand sowie auch Umweltverschmutzung und -gefahren konnten von den Betroffenen nicht beeinflusst werden. Hingegen konnte sich der einzelne für die Rauchgewohnheit und für psychische Verhaltensmuster verantwortlich fühlen.

Frage 2: «Was bedeutet Ihre Krankheit für Ihre Familie?»
Die Patienten empfanden, dass ihre Krankheit auf verschiedenen, miteinander verflochtenen Ebenen auf ihre Familien einwirkte: über Gefühle, Beziehungen, Rollen, Arbeit und andere Einflüsse.

a) Gefühle: Tiefe Sorge um den Kranken wurde 42mal (oft mehrmals vom gleichen Patienten) in den Interviews erwähnt. «Schrecklich», «sehr besorgt», «meine Frau könnte ohne mich nicht weiterleben», «sie merken, wenn es mir besser oder schlechter geht», waren einige der Aussagen.

b) Beziehungen: Die Patienten sahen in ihrer Krankheit auch eine Ursache für Veränderungen in ihren Beziehungen, die sich für einige verbessert, für andere aber verschlechtert hatten. Einige Patienten sagten auch, dass sie keine Veränderungen ihrer Beziehungen gespürt hätten. 14 Teilnehmer berichteten über positive Änderungen in ihren Beziehungen. «Wir lernten, uns umeinander zu kümmern», «ohne die Krankheit hätte ich nie die Unterstützung meines Mannes und meiner Kinder erfahren», «vorher ging jeder in der Familie seinen eigenen Weg, jetzt sind wir öfter zusammen». Solche Kommentare spiegelten eine grössere Familienverbundenheit wider. Ein Mann, der sich von seiner Familie nicht unterstützt fühlte, bemerkte: «Die Krankheit hat positive Folgen für sie (die Familie) insofern, als ich nun mehr zu Hause sein muss, mehr Zeit für sie habe und mich ihr mehr widmen kann». Eine negative Einwirkung der Krankheit auf Beziehungen wurde von sechs Personen beschrieben. «Mein Mann fühlt sich verlassen, jetzt, da er selbst für sich sorgen muss», «für meinen Mann ist es schwierig zu akzeptieren, dass ich jetzt mehr um meine eigenen Ansichten kämpfe». «Diskussionen» und «Streitereien» folgten der Rollenänderung bei einem Ehepaar, als der Mann Haushaltarbeiten übernehmen musste und weniger Zeit für seine Hobbies hatte.

12 Patienten stellten keine Änderungen in ihren Beziehungen zu anderen fest. Für sie ging das Leben weiter wie vorher. Die Betroffenen hatten jedoch verschiedene Erklärungen für diese Tatsache. Fünf sagten aus, dass ihre wichtigsten Bezugspersonen ihre Sorgen nicht äusserten, um den Patienten nicht noch mehr zu belasten. Vier Personen meinten, dass die Familienmitglieder einfach zu sehr mit ihrem eigenen Leben beschäftigt waren, oder dass sie keinen Anteil nahmen, weil die Beziehung zum Kranken schlecht war (n = 2). Vier Patienten wussten nicht, was ihre Familien dachten. Die Kommunikation der Patienten mit Angehörigen beruhte grösstenteils darauf, inwiefern diese Nahestehenden in der Lage waren, ihre eigenen Erfahrungen mit der Krankheit zu verarbeiten. Zwei Teilnehmer empfanden, dass andere sie als «Simulanten» ansahen, oder dass man ihnen nicht glaubte, wenn sie sich schlecht fühlten, «weil diese Krankheit unsichtbar ist».

c) Rollen, Arbeit: Dass Ehemänner, Kinder und auch Nachbarn/Freunde sich mehr um Hausarbeiten kümmern mussten, wurde öfters (n = 20) von Frauen berichtet, die normalerweise für diese Aufgaben verantwortlich waren. In drei Familien musste die Pflege eines anderen kranken Familienmitglieds von einer dritten Person übernommen werden, da die Hauptpflegeperson an Krebs erkrankt war. Eine Ehefrau musste lernen, mit dem Computer umzugehen, um das Familiengeschäft weiterzuführen. Nebst der vermehrten Haushaltarbeit wurden auch von zehn Patienten Fahrten zum und vom Spital für Behandlungen und Besuche erwähnt. Ein Sohn übernahm den täglichen Verbandwechsel an seiner Mutter, und zwei Bauern mussten den Hof ohne die Mithilfe ihrer Frauen weiterführen.

d) Andere Einflüsse: Verhaltensänderungen zeigten sich bei zwei Töchtern als Reaktion auf die Krankheit ihrer Mütter: «Meine ältere Tochter hörte auf zu rauchen, die jüngere reduzierte das Rauchen auf 10 Zigaretten pro Tag» und «meine Krankheit bewog meine Tochter dazu, Krankenschwester zu werden». Zwei Töchter (11 und 17 Jahre alt) waren so beunruhigt, dass sie die Krankheit ihrer Mutter somatisierten. Sie glaubten, in der eigenen Brust einen Knoten zu spüren.

Frage 3: «Was bedeutet Ihre Therapie (Operation, Bestrahlungs-Chemotherapie) für Sie?

Die Patienten wurden nicht gebeten, zwischen gegenwärtigen und vergangenen Erfahrungen mit ihren Behandlungen zu unterscheiden. Zwei Aspekte ihrer Erlebnisse kamen zum Ausdruck: körperliche und gefühlsmässige Reaktionen auf die Krebsbehandlung.

a) Körperliche Reaktionen: Die Bestrahlungstherapie wurde von zehn Patienten als hilfreich für Atmung, Beweglichkeit und Kraft empfunden. Bei acht Patienten linderte die Behandlung Schmerzen und erhöhte die Hoffnung auf Heilung. Appetitverlust, Speiseröhrenentzündung, das Nichtansprechen des Tumors auf Strahlentherapie, Hautverbrennungen und grosse Müdigkeit waren andererseits Nebenwirkungen, die diese Behandlung für die Betroffenen unangenehm machten.

Verglichen mit der Bestrahlungstherapie wurde die Chemotherapie als weniger zuträglich empfunden. 18mal wurden unangenehme Nebenwirkungen wie Haarausfall, Durchfall, Verstopfung, sowie tiefe Blutwerte erwähnt. Aussagen wie: «ich fühle mich schrecklich», «es verzehrt mich», «es ermüdet mich», «mir wird schlecht davon» geben wider, wie sich die Patienten fühlten. Chemotherapie wurde von vielen Patienten, welche diese Behandlung erhielten oder erhalten hatten, als «Gift», «aggressiv», «grässlich», «mehr Schaden als Gutes anrichtend», also als sehr belastend empfunden. Hingegen meinten zwei Patienten, sie vertrügen die Medikamente gut, und eine Patientin fand, dass ihre Atmung sich verbessert hatte.

Die Operation wurde von fünf Patienten als Mittel gesehen, um «mich gesund zu machen», um «alles gut zu machen» oder um «Schmerzen zu verringern». Fünf Personen waren enttäuscht darüber, dass eine Operation sich als unmöglich oder erfolglos herausgestellt hatte. Acht von 25 Frauen, die sich einer Brustoperation unterzogen hatten, empfanden diese Behandlung als entstellend.

Die Hormontherapien wurden am wenigsten erwähnt. Von den 17 Frauen, die mit Hormonen behandelt wurden (Tamoxifen, Prednison), erwähnten drei, dass diese Medikamente leicht einzunehmen seien.

Die Wirkungen und Nebenwirkungen der oben erwähnten verschiedenen Behandlungen störten die täglichen Aktivitäten und das Wohlbefinden vieler Patienten.

b) Gefühlsmässige Reaktionen: 15 Patienten verbanden Gefühle der Hoffnung mit der Behandlung. Sie brachten eine Vielzahl von Hoffnungen zum Ausdruck, wie zum Beispiel die auf «lokale Heilung», «dass es mir besser gehen wird», «dass ich die Schmerzen besser ertragen kann», «dass die Medikamente das Zellwachstum verhindern werden» und «dass viele von uns und von zukünftigen Krebskranken gerettet werden können». Ängste wurden auch geäussert: Vier Frauen befürchteten, durch die Chemotherapie ihr Haar zu verlieren, eine Frau hatte Angst vor der Bestrahlungstherapie «wegen der Strahlenwirkung auf andere».

Die Behandlung bedeutete für viele Patienten Abhängigkeit vom Klinikpersonal, aber auch von Angehörigen, die sie zur Therapie fuhren (n = 11). Die Erkenntnis, wie sehr sie vom Spital abhängig gewesen war, wurde von einer Frau, deren Chemotherapie nach einem Jahr abgeschlossen wurde, ausgedrückt: «Ich empfand grosse Unsicherheit und fühlte mich plötzlich ganz allein gelassen, ohne nahe Überwachung; es war, als ob eine plötzliche Leere in meinem Leben eingetreten wäre». Eine Frau fühlte sich verpflichtet, die Behandlung zu akzeptieren, «weil es mir von meiner Religion her nicht erlaubt ist, Selbstmord zu begehen».

Frage 3a): «Was oder wer, glauben Sie, hilft Ihnen mit dieser Krankheit umzugehen, sie zu heilen?»

Die Patienten wiesen darauf hin, dass sie selbst, andere oder Religion im Umgang mit der Krankheit eine Hilfe waren.

a) Selbst: 50 Kommentare wie «mein eigener Wille und Glaube», «informiert zu sein», «positive Einstellung und Denken», weisen auf die Wichtigkeit hin, die diese Kranken ihren eigenen Einstellungen zuschrieben. Arbeit und die Wiederaufnahme des normalen Lebens als Ablenkung vom Nachdenken über die Situation wurde von fünf Personen als nützlich empfunden. Gut zu essen, spezielle Nahrung zu sich zu nehmen, «um stark zu bleiben», oder das Trinken von Kräutertee, wurde fünfmal als hilfreich erwähnt.

b) Andere: 15mal wurde festgestellt, dass Vertrauen zum Arzt hilfreich sei. 14mal wurden gute Beziehungen zum Pflegepersonal als unterstützend erlebt. Das Gespräch und die Zusammenarbeit mit den Ärzten wurde 12mal als wichtig angesehen, während sechs Personen meinten, dass es gut für sie sei, genau den Anweisungen der Ärzte oder des Pflegepersonals zu folgen. Die Fürsorge der

Familien und die offene Kommunikation mit Angehörigen und Freunden wurde neunmal ausdrücklich betont. 15 Patienten fühlten sich unterstützt von andern durch deren Besuche, Gebete und Hoffen. Vier Patienten fanden, dass der «schlechte Rat» anderer Leute, alternative Behandlungen zu versuchen, ihnen nicht geholfen habe. Drei Frauen sagten, sie wollten keiner Selbshilfegruppe für Brustoperierte beitreten, da sie entweder selber mit ihrem Zustand fertig werden wollten, oder weil sie Angst hätten, sich von andern, die schlechter als sie selbst dran wären, belastet zu fühlen.

c) Religion: Für 17 Patienten waren der Glaube an Gott und das Gebet wichtige Quellen von Unterstützung und Hilfe.

Frage 4: «Was bedeutet Ihre Therapie für Ihre Familie?»

Die Patienten meinten, dass die Behandlung etwa die gleiche Bedeutung für ihre Familien hatte wie für sie selbst. Erleichterung, dass die Krankheit behandelt wird, kam 13mal zum Ausdruck; Hoffnung und Vertrauen in den Arzt, in die Behandlung und Freude über Fortschritte des Patienten wurde zehnmal erwähnt. Vier Patienten wussten nicht, was ihre Familienmitglieder dachten, vier sprachen über diese Dinge nicht mit ihren Familien und fünf sagten aus, dass ihre Behandlung für die Familie nichts Ungewöhnliches bedeute. Zwölf Personen meinten, ihre Therapien seien Mehrarbeit (Transport, Begleitung) für andere. Für die Familien zweier Patienten war das durch die Arbeitsunfähigkeit des Mannes verminderte Einkommen belastend. Eine Frau dachte, die Ausgaben für ihre Therapie könnten als Lohn angesehen werden, den ihr Gatte für sie «als billigste Haushälterin, die er bekommen kann» zahlen müsse, wenn sie am Leben bleiben solle. Die Familie einer Frau litt unter ihren «schlechten Launen» nach der Chemotherapie.

Generelle Verhaltensmuster

Aus Berichten der Patienten über die Bedeutung der Krebserkrankung, deren Behandlung für sie und ihre Angehörigen konnten fünf Verhaltensmuster im Umgang mit der Situation beschrieben werden: verleugnen, aufgeben, resignieren, annehmen, integrieren.

a) Verleugnen: Zwei Männer mit Lungenkrebs interpretieren ihre Krankheit als den Zusammenbruch eines schwachen Teils ihres

Körpers. Sie erwogen sowohl innere als auch äussere Faktoren (Rauchen, erbliche Veranlagung und Umgebung) als Ursachen. Diese Patienten empfanden ihre Krankheit zwar als unangenehm, waren aber der Überzeugung, es handle sich dabei um ein vorübergehendes Ereignis in ihrem Leben. Krankheit bedeutete für sie dasselbe wie ein mechanischer Zusammenbruch – es musste einfach eine Reparatur vorgenommen werden. Sie hofften, dass ihr Leben weitergehen würde wie vorher, sobald die Reparatur abgeschlossen wäre. Beide Männer befanden sich in einer frühen Phase ihres Krankheitsverlaufes, zwei und sieben Monate nach der Diagnose.

b) Aufgeben: Sechs Patienten brachten folgende Empfindungen zum Ausdruck: von anderen zurückgestossen zu werden, Gefühle von Einsamkeit und Schwierigkeiten im Umgang mit anderen, Verständnis und Erleichterung zu erfahren. Entsprechende Kommentare waren zum Beispiel: «Gefühlsmässig bin ich am Ende; ich bin meistens allein... ich glaube, ich werde bald sterben, dies ist mein grösster Wunsch», oder «ich kann nicht vor den Kindern klagen; ich bin ganz allein und es wäre eine Erlösung für mich zu sterben». Eine Frau beschrieb ihr Unvermögen, allein mit dem Leben fertigzuwerden. Nach dem Tod ihres Ehemannes, der ihre einzige Stütze gewesen war, empfand sie: «Wenn ich mich gegenüber anderen geöffnet hätte, so hätte ich den Kummer, die Krankheit und Probleme verarbeiten können. Ich trug den Schlüssel zu mir selbst um den Hals und verlor ihn. So blieb ich verschlossen gegenüber anderen».

Für die Patienten, die aufgegeben hatten, schien der Tod wünschenswerter zu sein als das Leben, obwohl körperliche Schmerzen zur Zeit des Gesprächs nicht erwähnt oder von der Untersuchenden nicht beobachtet worden waren. Aber diese Patienten litten unter seelischen Qualen. Sie alle sahen hauptsächlich äussere Faktoren als mögliche Ursachen für ihre Krankheit an. Psychischer Stress (innerer Faktor) wurde von zwei dieser Patienten erwähnt, vier glaubten, dass Rauchen (innerer Faktor) auch eine Ursache sei. Vier Kranke kannten ihre Diagnose seit weniger als sechs Monaten, zwei wussten bereits seit zwei beziehungsweise elf Jahren Bescheid.

c) Resignieren: Neun Patienten fühlten, dass «man sich mit der Situation abfinden muss» oder dass «man damit (Krankheit) zu Rande kommen muss». Sie äusserten geringe Erwartungen für die Zukunft und neigten dazu, eine passive Haltung gegenüber allem einzunehmen, was ihnen widerfuhr: «Ich habe keine andere Wahl, als mich damit abzufinden» oder «man hofft, dass sich die Krankheit bessert, aber vielleicht geschieht das nicht. Man muss mit einem kurzen Leben rechnen».

Sie neigten dazu, ihre Ehepartner und/oder Familien als gefühlsmässig entfernt zu erfahren, und glaubten, dass diese nicht eigentlich wussten, was mit ihnen geschah: «Ich müsste sie fragen», oder «meine Frau nimmt sie (die Krankheit) wie sie ist; was sollte sie sonst tun? Sie kann mir ja doch nicht helfen». Die Patienten dieser Gruppe erwogen ebenfalls äussere und innere Ursachen für ihren Krebs. Bei sieben Personen wurde die Diagnose innerhalb von acht Monaten vor dem Interview gestellt; zwei Patienten kannten ihre Diagnose seit mehreren Jahren.

d) Annehmen: Der Versuch, die Krankheit zu akzeptieren, zeigte sich in der persönlicheren und aktiveren Art des Verhaltens. Die betreffenden 21 Patienten neigten dazu, eine Zukunft für sich zu sehen, auch wenn ihre Rollen, Tätigkeiten und Lebensanschauungen sich seit der Krankheit geändert hatten. «Solange wir noch immer Aufgaben zu erfüllen haben, bleiben wir am Leben» oder «ich kann noch immer gehen; wie lange noch, das weiss ich nicht... aber es könnte viel schlimmer sein». Patienten, die ein solches Verhaltensmuster zeigten, hatten das Gefühl, von anderen gebraucht und von ihnen unterstützt zu werden. Kommentare wie «85 Personen besuchten mich in den vier Wochen, die ich im Spital verbrachte; ein Zeichen dafür, dass ich noch immer beliebt bin» oder «sie wollen, dass ich lebe», drückten solche Empfindungen aus. Bei einigen dieser Patienten wirkte sich ihre Krankheit positiv auf die Familienbeziehungen aus, oder sie erlebten, dass sich andere um sie sorgten. «Ich hätte nie ihre Hilfe und Unterstützung erfahren, wenn ich nicht krank geworden wäre.»

Innere und äussere Faktoren wurden von dieser Gruppe als mögliche Ursachen für ihre Krankheit angegeben. Bei elf Patienten wurde die Krankheit innerhalb der dem Interview vorausgegangenen acht Monate diagnostiziert, zehn Patienten wussten schon länger als ein Jahr von ihrer Krebsdiagnose.

e) Integrieren: Das Akzeptieren wurde auf einer noch höheren Ebene charakterisiert durch die Integration der Krankheitserfahrung des Patienten in sein Leben, seine Aktivitäten, in sein Selbst. Die sieben Patientinnen in dieser Gruppe empfanden, dass sie und die Welt sich verändert hatten. Ihre Wertvorstellungen hatten sich von vorwiegend materialistischen Interessen zu mehr menschlichen oder geistigen Werten verändert. Neue Bedeutungen entstanden in ihrem Leben; die Krankheit wurde auch als Chance zu wachsen, zu reifen, und «die Oberfläche der Dinge zu verlassen, um neue Tiefen kennenzulernen» empfunden. Mit den Worten einer Frau: «Vor der Krankheit versuchte ich mich den Erwartungen aller anderen anzupassen; als ich begann, zu meiner eigenen Befriedigung zu leben, traf ich eine Menge wertvoller Menschen. Jetzt gibt es so viel, was ich tun möchte, und viel weniger, was ich tun muss.»

Diese Patienten fühlten sich von ihren Nächsten unterstützt. Es schien, als seien sie über ihre Erfahrungen hinausgewachsen, als ob der Rest ihres Lebens (der für einige begrenzt war) bedeutungsvoller, befriedigender für sie war, als es das Leben vor ihrer Krankheit gewesen war.

Alle Patienten dieser Gruppe waren Frauen, die seit zwei bis 13 Jahren mit ihrer Krebsdiagnose lebten. Sie litten alle, mit einer Ausnahme, an Brustkrebs. Sie nannten äussere und innere Faktoren als vermutliche Ursachen für ihre Krankheit.

Tabelle 2. Charakteristika des Beziehungsnetzes nach Personenkategorien geordnet und entsprechende Kontaktmittelwerte

Personenkategorie	Aufgezählte Personen: Streuung	Anzahl Patienten	Kontakthäufigkeit[1]	
			Mittelwert	SA[2]
Familie/Verwandte	0 1–8 11–14 22	2 35 4 1	3.8	0.6
Gatte/Partner	1	27	5.0	0.0
Freunde	1–5	18	3.5	0.8
Arbeits-/Schulkollegen	1–10	14	3.3	0.8
Nachbarn	1–3	18	4.4	0.8
Medizinische Betreuer	1–3	8	3.1	1.1
Berater/Therapeuten	0	42	–	–
Pfarrer/Priester	1	4	3.7	0.5
Andere	1–8	9	3.9	0.9

[1] 5 = täglicher Kontakt 4 = wöchentlicher Kontakt 3 = monatlicher Kontakt
[2] SA = Standardabweichung

C. Resultate des Norbeck-Fragebogens zur sozialen Unterstützung (NSSQ)

(Fragebogen siehe Anhang E)

Der Norbeck-Fragebogen ergibt Informationen, die in drei Kategorien aufgeteilt werden können: Merkmale des Beziehungsnetzes, Funktionsmerkmale, sowie die Anzahl Personen und das wahrgenommene Ausmass an Unterstützung, die im vorausgegangenen Jahr verloren gegangen waren (Total des Verlustes). Die folgenden Resultate geben die Informationen jener 42 Patienten, die den NSSQ ausgefüllt hatten, wieder.

I. Merkmale des Beziehungsnetzes

Zur Einschätzung dieser Merkmale werden die Personen des Beziehungsnetzes, die Zeitdauer der Bekanntschaft und die Häufigkeit der Kontakte herangezogen. Die 42 Patienten zählten einen Durchschnitt von 9,3 Personen auf, die zur Zeit der Befragung für sie wichtig waren (Streuung = 1–24; Standardabweichung[1] = 5,5). Familienmitglieder wurden häufiger erwähnt als andere Personen. Bei zwei Patienten (4,8%) kam kein einziges Familienmitglied und kein Verwandter auf der Liste vor. 35 Patienten (83,4%) erwähnten zwischen einem und acht Familienmitglieder, vier zählten zwischen 11 und 14 auf, ein Patient führte sogar 22 Personen auf. Achtzehn Patienten (43,9%) listeten einen bis fünf Freunde auf, wogegen 24 Patienten (56,1%) keine Freunde anführten.

Arbeits- oder Schulkollegen wurden von 14 Patienten (33,3%) erwähnt. Keine der beteiligten Personen listete einen Berater oder Therapeuten auf. Die Kategorie «Andere» enthielt folgende Beschreibungen: Anwalt, andere Personen, Clubmitglieder, die Frau des Pfarrers, Abwart, die Lehrer der Tochter, Hunde und Katzen (n = 4). Die meisten aufgelisteten Personen waren dem Patienten seit mehr als fünf Jahren (Durchschnitt = 4,9 Jahre auf einer Skala, bei der 4 = 2 bis 5 Jahre und 5 = mehr als 5 Jahre bedeutete) bekannt. Die Häufigkeit der Kontakte mit den Personen des Beziehungsnetzes variierten zwischen täglich und monatlich (siehe Tabelle 2).

[1] Standardabweichung = beschreibt die Streuung der Werte innerhalb einer Untersuchungsgruppe.

2. Funktionsmerkmale

(Norbeck-Fragebogen, Fragen 1–6, siehe Anhang E)

Die Einschätzung der aufgeführten Personen in den Bereichen Zuneigung, Bestätigung und Hilfe durch die Patienten ergibt die Funktionsmerkmale der Unterstützung, die durch die Beziehungsnetze geleistet wurden. Die Resultate der sechs Fragen zu diesen Funktionsmerkmalen (Unterskalen) werden in Tabelle 3 aufgezeigt.

Zuneigung und Bestätigung wurden von allen Patienten sehr ähnlich gewertet. Das Total der Bestätigung liegt etwas höher als das Total der Zuneigung (durchschnittliche Punkte: 63,1 gegenüber 61,6). Kurzfristige Hilfe wurde als leichter erhaltbar angesehen als langfristige Hilfe (durchschnittliche Punkte: 26,6 gegenüber 17,07).

Tabelle 3. Funktionsmerkmale der sozialen Unterstützung: Durchschnittsbewertung, Standardabweichung und Streuung (N = 42)

Funktionsmerkmale[1]	Durchschnitt Punkte	SA[2]	Streuung
Zuneigung 1[3]	31.6	20.2	3–88
Zuneigung 2	30.0	21.0	1–88
Zuneigung total	61.6	41.2	5–176
Bestätigung 3	32.8	20.4	2–88
Bestätigung 4	30.3	22.3	2–88
Bestätigung total	63.1	42.7	5–176
Hilfe 5 (kurzfristig)	26.6	22.2	0–88
Hilfe 6 (langfristig)	17.0	13.1	0–56
Hilfe total	43.6	32.9	0–118

[1] Die Merkmale werden für jede aufgelistete Person aufgrund der folgenden Skala bewertet: 0 = überhaupt nicht; 1 = ein wenig; 2 = bescheiden; 3 = ziemlich viel; 4 = sehr viel

[2] SA = Standardabweichung

[3] Die Nummer entspricht der jeweiligen Frage im Norbeck-Fragebogen (siehe Anhang E)

(Vergleiche normative, schweizerische Daten Anhang F, Seite 111)

Tabelle 4. Durchschnittliche Bewertungen der Funktionsmerkmale der sozialen Unterstützung nach Unterstützungskategorien (N = 42)

Unterstützungskategorie	Total Bewertungen der Funktionsmerkmale		
	Durchschnitt	SA[1]	Streuung
Familie/Verwandte	99.5	86.9	0–470
Freunde	16.4	26.6	0–102
Gatte/Partner	13.8	10.6	0–24
Arbeits-/Schulkollegen	13.6	37.1	0–230
Nachbarn	10.9	16.2	0–61
Andere	8.3	24.5	0–141
Medizinische Betreuer	4.9	12.1	0–53
Pfarrer/Priester	1.4	4.5	0–19

[1] SA = Standardabweichung

Die Bewertung der gesamten Hilfe liegt bedeutend tiefer als das Total der Bestätigung und Zuneigung (43,6 gegenüber 124,7 durchschnittlichen Punkten). Die Resultate weisen grosse Unterschiede in der Streuung der empfundenen Zuneigung, Bestätigung und Hilfe auf.

Das Total der funktionellen Unterstützung (wie sie sich in den Totalen der Fragen 1–6 betreffend Zuneigung, Bestätigung und Hilfe zeigt) wurde für die verschiedenen Unterstützungsquellen berechnet, die von den Patienten angegeben wurden. Die Resultate sind in Tabelle 4 aufgezeigt.

Die Kategorie Familie/Verwandte wies die höchste durchschnittliche Punktezahl für funktionelle Unterstützung auf. Die Unterstützung durch medizinische Betreuer und Geistliche lag bei dieser Gruppe von Krebspatienten vergleichsweise tief. Für alle Personenkategorien waren die Abweichungen innerhalb der Gruppe gross.

Der prozentuale Anteil jeder Personenkategorie am Beziehungsnetz des Patienten, sowie der prozentuale Anteil an funktioneller Unterstützung, wird in Tabelle 5 veranschaulicht.

Die Familie machte mehr als die Hälfte des Beziehungsnetzes aus (54,8%) und erbrachte auch mehr als die Hälfte der funktionellen Unterstützung (55,8%). Wird die Kategorie Gatte/Partner zu jener der Familie hinzugefügt, so war ihr gesamter Anteil am Beziehungs-

Tabelle 5. Anteil der verschiedenen Unterstützungskategorien am gesamten Beziehungsnetz und an der funktionellen Unterstützung in % (N = 42)

Unterstützungskategorie	% des Beziehungsnetzes		% der funktionellen Unterstützung	
	Mittelwert	SA[1]	Mittelwert	SA
Familie/Verwandte	54.8	25.3	55.8	25.1
Gatte/Partner	11.4	17.3	13.8	20.2
Freunde	8.8	13.0	9.0	13.5
Andere	8.1	17.3	5.9	12.4
Nachbarn	6.6	9.5	6.4	9.7
Arbeits-/Schulkollegen	6.3	13.9	5.8	13.0
Medizinische Betreuer	3.1	7.1	2.6	6.5
Pfarrer/Priester	1.0	3.3	0.8	2.7

[1] SA = Standardabweichung

(Vergleiche normative, schweizerische Daten, Anhang F, Seite 111)

netz 66,2% und an der funktionellen Unterstützung 69,6%. Im Gegensatz dazu hatten medizinische Betreuer einen minimalen Anteil am Beziehungsnetz (3,1%), und es zeigte sich, dass sie einen verschwindend kleinen Anteil der gesamten funktionellen Unterstützung gaben (2,6%).

Diese Resultate deuten darauf hin, dass ein grosser Teil der befragten Patienten ein beständiges soziales Beziehungsnetz hat und dass recht häufige Kontakte gepflegt werden. Der Umfang des Beziehungsnetzes variierte allerdings bedeutend innerhalb der Untersuchungsgruppe.

Die Frauen zählten im Schnitt mehr Leute zu ihrem Beziehungsnetz und vergaben höhere Bewertungen für Zuneigung, Bestätigung, Hilfe. Sie hatten höhere totale Funktionsmerkmale, Beziehungsnetzmerkmale und Gesamtverluste verglichen mit den Männern dieser Gruppe. Statistisch waren diese Unterschiede jedoch nicht signifikant*. Auch das Alter und die religiösen Einstellungen hatten keinen statistisch signifikanten Einfluss auf die Grösse des Beziehungsnetzes und die funktionelle Unterstützung.

* statistisch signifikant = nicht mehr durch Zufall erklärbar.

3. Total der Verluste

In diesem Teil des Fragebogens (Anhang E; Frage 9) bewerteten die Patienten die Anzahl Personen und das Ausmass der Unterstützung, die sie im vergangenen Jahr verloren hatten.

13 Patienten (31%) hatten im Laufe des vergangenen Jahres eine bis sechs Personen aus ihrem Beziehungsnetz verloren. Eine Patientin listete sechs Personen auf, drei Patienten je zwei und neun Patienten je eine Person. Acht Patienten (19%) gaben an, dass sie «ziemlich viel» bis «sehr viel» Verlust an Unterstützung erfahren hatten. Der durchschnittliche Verlust an Unterstützung betrug 2,7 Punkte bei einer Streuung von 0–4 (0 = kein Verlust und 4 = sehr viel Verlust). Die Patientin, welche sechs Personen verloren hatte, empfand «sehr viel» Verlust an Unterstützung, obwohl sie 15 Personen angegeben hatte, von denen sie sich zur Zeit unterstützt fühlte.

D. Vergleich zwischen den fünf Verhaltensmustern im Umgang mit der Krebskrankheit und den Resultaten des Norbeck-Fragebogens zur sozialen Unterstützung

Die fünf Verhaltensmuster stellen verschiedene Umgangsformen mit der Krankheitserfahrung dar. Nur 42 der 45 Teilnehmer hatten den Norbeck-Fragebogen ausgefüllt. Die folgende Liste zeigt die Aufteilung der 45 Patienten in die fünf Verhaltensgruppen. Die Zahlen in Klammern geben die Anzahl der Patienten in jeder Gruppe an, die den NSSQ Fragebogen beantwortet hatten.

a) Verleugnen 2 (1)
b) Aufgeben 6 (5)
c) Resignieren 9 (8)
d) Annehmen 21 (21)
e) Integrieren 7 (7)

* Anmerkung zur deutschen Ausgabe : Normative NSSQ Daten wurden 1984/1985 erhoben. Die Resultate sind im Anhang F beigefügt.

Die fünf verschiedenen Verhaltensmuster wurden in zwei Gruppen aufgeteilt:
Gruppe I: Verleugnen, Aufgeben und Resignieren (n = 14)
Gruppe II: Annehmen, Integrieren (n = 28)
Zur Gruppe I gehörten auch die drei Patienten, welche den Norbeck-Fragebogen nicht ausgefüllt hatten.

Der Kendall Korrelations-Koeffizient[1] Test wurde benutzt, um einen möglichen Zusammenhang zwischen den Verhaltensmustern und der Grösse und Funktionsfähigkeit der jeweiligen Beziehungsnetze festzustellen. Hierzu wurden die Resultate des NSSQ verwendet: Frage 1 und 2 Zuneigung, Frage 3 und 4 Bestätigung, Frage 5 und 6 Hilfe, Total an Zuneigung, Total an Bestätigung, Total an Hilfe, Total der Funktionsmerkmale (Fragen 1–6), Total der Beziehungsnetz-Merkmale (Fragen 7 und 8) und Total des Verlustes (Frage 9).

Zwischen den folgenden Variabeln[4] des NSSQ und den zwei Gruppen von Verhaltensmustern im Umgang mit der Krankheit bestand ein geringer, statistisch signifikanter Zusammenhang: Die Anzahl der aufgeführten Personen (r[2] = .26, p[3] = .032), Bestätigung 3 (r = .25, p = .037) Bestätigung 4 (r = .26, p = .029) und Total an Bestätigung (r = .25, p = .035). Alle andern Variablen zeigten keine statistisch signifikanten Resultate. Die 14 Patienten der Gruppe I hatten niedrigere Mittelwerte in allen oben beschriebenen Norbeck-Variablen als die Patienten der Gruppe II. Die Zahlen sind aus Tabelle 6 ersichtlich.

1 Korrelations-Koeffizient = Grad des Zusammenhanges zwischen zwei Variablen.
2 r = Produkt-Moment-Korrelations-Koeffizient.
3 p = Wahrscheinlichkeit.
4 Variable = veränderliche Grösse (Duden).

Tabelle 6. Anzahl Personen im Beziehungsnetz: Total Zuneigung, Total Bestätigung, Total Hilfe, Total Funktionsmerkmale, Total Beziehungsnetz-Merkmale aufgeteilt nach Gruppe I und II[1]

	Anzahl Personen im Beziehungsnetz		Total Zuneigungs-Bewertung		Total Bestätigungs-Bewertung		Total Hilfe-Bewertung		Total Funktionsmerkmale		Total Beziehungsnetz-Merkmale		Total Verlust-Bewertung	
	Durchschnitt	SA[2]	Durchschnitt	SA	Durchschnitt	SA	Durchschnitt	SA	Durchschnitt	SA	Durchschnitt	SA	Durchschnitt	SA
Gruppe I (n = 14)	8.1	4.2	54.7	32.8	52.6	32.4	39.1	25.1	146.4	86.6	80.7	41.9	4	1.9
Gruppe II (n = 28)	9.9	6.1	65.0	44.1	68.3	46.2	45.9	36.3	179.1	122.6	95.6	59.3	6	2.3

1 Gruppe I = Verleugnen, Aufgeben, Resignieren (n = 14)
Gruppe II = Annehmen, Integrieren (n = 28)
2 SA = Standardabweichung

Kapitel V
Diskussion der Resultate

In diesem Kapitel werden A) die qualitativen Resultate der Interviews, B) die quantitativen Daten des Norbeck-Fragebogens und C) der Vergleich zwischen diesen beiden Teilen der Studie diskutiert. Die gesamten Ergebnisse werden anschliessend in Zusammenhang mit dem Rahmenkonzept gestellt, welches im Kapitel II erläutert wurde. Schlussfolgerungen für die Pflegepraxis und weitere mögliche Forschungsarbeiten werden am Schluss dieses Kapitels dargelegt.

A. Diskussion der Interview-Daten

Die Beschreibungen dieser Krebspatienten geben die Höhen und Tiefen wieder, die sie in der Auseinandersetzung mit der Krankheit, durch die sie sich existentiell bedroht fühlten, erlebt haben. Die Diagnose wurde von vielen als Schock empfunden. Die Krankheit löste oft einen Lebensrückblick, eine Neu-Interpretation des Vergangenen, Änderungen in der Wahrnehmung von sich selbst und Veränderungen von täglichen Aufgaben aus.

Unsicherheit bestimmte den Ausblick in die Zukunft, in welcher der Tod als eine Realität erschien, die nicht länger übersehen werden konnte. Einige dieser Patienten standen in einer frühen Phase der Krankheit mit allen Merkmalen einer akuten Krise. Für andere war es ein chronisches Leiden geworden, das ihr tägliches Leben beeinflusste. Bei einzelnen bestanden die Hoffnung auf Heilung und die Angst vor einem Rückfall nebeneinander. Die Erfahrungen aller Patienten zusammen umfassten den gesamten Verlauf der Krankheit. Ihre Reaktionen auf die Krankheitserfahrung waren auch sehr verschieden. Die Wirkung der Krankheit auf die Leidenden selbst und auf die für sie wichtigen Personen unterschied sich je nach der einzigartigen Situation eines jeden. Die ganze Palette menschlicher Gefühle, von tiefster Verzweiflung und Not bis hin zur tiefen Erfüllung und Liebe wurde zum Ausdruck gebracht.

Ihre Versuche, die Krankheitsursache zu erklären, geben die Gedanken der Patienten darüber wieder, warum diese Krankheit gerade sie getroffen hatte. Wenn man bedenkt, dass die medizinische Wissenschaft noch keine klaren Antworten zur Krebsentstehung geben kann, ist es nicht verwunderlich, dass die Patienten in ihrem Lebensrückblick Antworten auf grundsätzliche Fragen suchten wie: «Warum ist es passiert? Warum gerade ich?» Ihre Antworten entsprangen dem gesunden Menschenverstand und spiegelten die Hauptansatzpunkte wissenschaftlicher Forschung im Gebiet der Krebsentstehung wider. Die Ursachen, welche die Patienten anführten, waren, mit Ausnahme von Vererbung, eng verbunden mit den Lebenserfahrungen des Einzelnen. Mehrere Patienten benützten ihre Einsicht in die Zusammenhänge zwischen ihrem früheren Leben und ihrer Krankheit dazu, ihre Lebensgewohnheiten zu ändern (z.B. nicht mehr zu rauchen, nicht mehr soviel zu arbeiten, positiver zu denken, aufmerksamer gegenüber sich selbst zu werden und sich selbst besser zu akzeptieren).

Im Vergleich zu ihren ägyptischen und taiwanesischen Leidensgenossen (Dodd et al., 1985, 1985), die im grossen und ganzen keine Erklärungen zur Krankheitsursache gaben, hatten die Schweizer Patienten viele Erklärungen (siehe Tabelle 7: Antworten der taiwanesischen, ägyptischen und schweizerischen Patienten).

Dieser Unterschied lädt zum Spekulieren ein. Ist es die dem westlichen Denken eigene Suche nach ursächlichen Zusammenhängen, welche die Schweizer zu ihren Erkenntnissen brachte? Sind Schulbildung und/oder Informationen aus den Massenmedien treibende Kräfte, die gesellschaftliche und kulturelle Erklärungen formen, welche dann das Wirklichkeitsbild des Einzelnen prägen? Wurden die Schweizer von der Untersuchenden stärker ermutigt, ihre Gedanken zu entwickeln und zu äussern?

Krebs zu haben bedeutete für die meisten der Betroffenen einen absteigenden Verlauf ihres Lebens. Momentane Besserung oder Stillstand konnte auch Hoffnung auf mehr Lebenszeit bedeuten. Die Patienten dachten über die tiefe Betroffenheit nach, die bei Familien und anderen entweder durch die Not des Kranken ausgelöst worden war und/oder wie die schicksalhafte Krankheit und ihre (oft erschrek-

Tabelle 7. Antworten der Patienten auf die Frage: «Was, glauben Sie, hat Ihre Krankheit verursacht?»[1]

Ursachen für Krebs	Taiwan N = 40		Ägypten N = 40		Schweiz N = 45	
	n	%	n	%	n	%
Ungewiss	24	60	37	92,5	–	–
(zuviel) Stress (gespannte zwischenmenschliche Beziehungen)	10	25	1	2,5	22	49
Persönliche Gewohnheiten/Rauchen	3	7,5	–	–	13	28,9
Genetisch/Vererbung	–	–	–	–	20	25,3
Körperliche Beschwerden, harte Arbeit	4	10	–	–	7	15,5
Bilharziose	–	–	2	5,0	–	–
Umgebung	–	–	–	–	9	20
Andere	4	10	–	–	8	17,8

1 Mehrfachantworten waren möglich

kende) Behandlung das Leben der Nahestehenden beeinflusste. Die Patienten waren sich klar sowohl über die positiven Auswirkungen als auch über die Spannungen, die diese Krankheit auf ihre Beziehungen hatte. Sie waren gewahr, dass ihre eigenen Einstellungen und jene der anderen in entscheidender Weise für die empfundene Qualität ihrer Beziehungen und ihres Lebens wichtig waren. Die Betroffenen zeigten ein starkes Verständnis für die veränderten Aufgaben, Arbeiten, und zeitlichen Abläufe, die ihre Krankheit im Alltag der anderen verursachte.

Sowohl die taiwanesischen als auch die ägyptischen Patienten empfanden, dass ihre Familien von der Krankheitserfahrung mitbetroffen waren. In der arabischen Kultur scheint es mehr den gesellschaftlichen Erwartungen zu entsprechen, dass die Familie ihre kranken Angehörigen pflegt, als dies in der Schweiz der Fall ist.

Die Antworten über die Bedeutung der Behandlung beschreiben das Schwanken zwischen körperlichem Unwohlsein als Folge von Neben- und Nachwirkungen der Therapien und der Hoffnung auf Heilung, oder Nachlassen sowie auf Linderung der Krankheit. Die erschreckenden Aspekte der Behandlung schienen oft toleriert zu werden, weil Aussicht auf Zeitgewinn und/oder Linderung der Krankheitssymptome bestand. Die Hilfe für das Ertragen der Situation stammte aus inneren Kräften, aus geistigen Erfahrungen oder kam von andern. Die Patienten berichteten, wie die Krankheit sie herausforderte und innere, zwischenmenschliche und geistige Kräfte mobilisierte.

Siebenunddreissig ägyptische Patienten glaubten, dass Gott oder Allah ihnen half. Die Religion scheint mehr in der Wahrnehmung der ägyptischen Patienten von sich selbst verwurzelt zu sein, als dies für die Schweizer Patienten zutraf. Während der letzten vier Jahrzehnte wurden im europäischen Kulturkreis säkulare Tendenzen zunehmend stärker; dies mag ein Grund dafür sein, dass in der schweizerischen Gruppe vor allem ältere Patienten (n = 17) auf die Hilfe von Gott und die Religion hinwiesen.

Die Berichte dieser Patienten geben ein lebendiges Bild von der durchdringenden Wirkung einer Krebserkrankung auf die Patienten selbst und auf ihre wichtigsten Bezugspersonen. Der Einfluss einer Krebserkrankung auf den Patienten kann nur innerhalb seines Lebenslaufes und seiner Beziehung zu anderen verstanden werden.

Das Alter schien beim Umgang mit der Krankheitserfahrung eine Rolle zu spielen. Krebs beeinträchtigte die Arbeitsfähigkeit der Betroffenen, beeinflusste die Beziehung zu anderen, zwang die Kranken, mit dem Gesundheitssystem (Ärzten, Spital, Pflege- und medizinischem Personal) Kontakt aufzunehmen. Die Krankheit provozierte ihre tiefsten Gefühle und konfrontierte sie mit ihrer eigenen Sterblichkeit. Die Älteren in der Untersuchungsgruppe (65 Jahre und älter) empfanden Arbeit als Teil ihres Selbstwertes und ihrer gesellschaftlichen Stellung; folglich betrachteten sie Krebs als bedrohlich für ihren Selbstwert, wenn sie die Arbeit aufgeben mussten. Die jüngeren der Befragten (50 Jahre und jünger) sahen die Arbeit als Mittel, um ihren Lebensunterhalt zu verdienen und Kontakte ausserhalb der Familie zu pflegen. Für die Gruppe des mittleren Alters bedeutete Arbeit beide der oben erwähnten Aspekte, je nachdem wie unabhängig ihre Kinder und andere Familienmitglieder waren. Für jüngere Patienten erbrachte der Ehepartner die grösste emotionelle Unterstützung, und die Kinder waren eine Quelle der Besorgnis. Für viele Ältere waren die Kinder die Hauptquelle ihrer Unterstützung. Patienten der mittleren Altersgruppe fühlten sich sowohl vom Partner wie auch von den Kindern unterstützt. Oft vertrauten ältere den medizinischen Betreuern mehr und stellten das Gesundheitswesen weniger in Frage als jüngere. Einige waren auch an alternativen Behandlungsverfahren interessiert. Die mittlere Altersgruppe beschrieb sich selbst ähnlich, glaubte aber, dass gute Beziehungen zu den medizinischen Betreuern ebenfalls wichtig seien. Die jüngeren Patienten unterstrichen eine mehr kollegiale Haltung zu ihren medizinischen Betreuern; sie wollten einbezogen werden in die Entscheidungen und glaubten, dass Information für sie wichtig sei. Die Älteren wandten sich an die Religion als eine Quelle des Trostes, die mittlere Altersgruppe fügte der Religion ihre eigenen positiven Einstellungen hinzu, und die jüngeren Patienten neigten dazu, sich auf Selbstbestimmung und Selbsterfüllung als Mittel für persönliches Wachstum zu konzentrieren. Der Tod wurde von den älteren Menschen als der mögliche Ausgang ihrer Krankheit genannt, währenddem diese Möglichkeit kaum oder nur indirekt von jüngeren Patienten erwähnt wurde. In der mittleren Altersgruppe fanden sich beide Einstellungen. Die drei Personen, welche an Selbstmord dachten, gehörten der mittleren Altersgruppe an.

Tabelle 8 zeigt Bereiche auf, in denen unterschiedliche Deutungen

Tabelle 8. Wichtige Bereiche für die drei Altersgruppen bei der Anpassung in die Krankheitssituation

Bereich	Älter als 65 Jahre n = 10	Mittleres Alter 50–65 Jahre n = 27	Jünger als 50 Jahre n = 8
Arbeit	Erhält Eigenwürde: gesellschaftliche Stellung Teil der Definition seiner selbst	a) Erhält Eigenwürde, gesellschaftliche Stellung Teil der Definition seiner selbst b) Mittel, Lebensunterhalt zu verdienen;	Mittel, Lebensunterhalt zu verdienen; Ablenkung, gesellschaftliche Kontakte ausserhalb der Familie
Familie a) Partner	Gestorben	Meist hilfreich und unterstützend	Die wichtigste Quelle für gefühlsmässige Unterstützung
b) Kinder	Quelle der Unterstützung	Meist Quelle der Unterstützung	Hauptsorge, Schwerpunkt für Kummer
Selbstverwirklichung	Religiöse Themen dominieren Glaube an Gottes Macht und an den Nutzen der Gebete	a) Glaube an Gottes Macht und an den Nutzen der Gebete b) Eigene positive Einstellung	Selbstbestimmung, Selbsterfüllung, persönliches Wachstum Religion/Gott wird nicht erwähnt
Medizinische Betreuer/ Gesundheitswesen	a) Einverständnis, wenig in Frage stellen oder b) Neigung, Behandlungsalternativen zu suchen	a) Einverständnis, wenig in Frage stellen oder b) Leichte Neigung zu Misstrauen und Suche nach Behandlungsalternativen c) Zusammenarbeit durch gute Beziehungen mit medizinischen Betreuern	Information, Teilnahme bei den Entscheidungen und Therapien wird unterstrichen Persönliche Mitwirkung ist oft wichtiger als Therapien
Tod	Wird als eine Möglichkeit erwogen	a) Eine Möglichkeit, Selbstmord von wenigen erwogen b) Kaum erwähnt, indirekt angesprochen	Kaum erwähnt, indirekt angesprochen

und Verhaltensweisen berichtet wurden, je nachdem, welcher Altersgruppe gewisse Patienten angehörten.

Man kann eine Krebskrankheit als provozierender Faktor interpretieren, welcher Erfahrungen aus andern Lebensabschnitten wachruft, wie Erziehung, Familie, Bildung, Arbeit, frühere Krisen usw. Die Art und Weise, wie diese verschiedenen Erfahrungen im Leben eines Menschen zusammenwirken, scheint zum Teil vom Alter und der Generation eines Menschen abhängig zu sein.

Welche sozialen oder entwicklungsbedingten (Erikson, 1963) Einflüsse können diese Unterschiede zwischen den Altersgruppen erklären? Ist es der spezifische Zeitgeist, früher z.B. traditionelle kirchliche Dogmen, heute psychologische Theorien, der die Auffassung und Interpretation von der Welt in einer Weise prägt, dass individuelles Denken und Verhalten mit der gesellschaftlichen Interpretation der Realität übereinstimmt? Oder sind es Entwicklungsmuster, die spezifisch sind für jede Altersgruppe, und beispielsweise von einer sehr aktiven Teilnahme am Leben im mittleren Alter überwechseln zu einem eher passiven, beschaulichen, vergeistigten Leben im höheren Alter?

Verhalf die Krebskrankheit den jüngeren Leuten in der Untersuchungsgruppe dazu, sich schneller in Richtung einer Integrität des Selbst (Erikson, 1963) hin zu entwickeln, als sie es ohne die Krankheit getan hätten? Aufgrund der Resultate dieser Interviews können diese Fragen nur gestellt, nicht aber beantwortet werden.

Die Ergebnisse der Studien in Ägypten und Taiwan (Dodd et al., 1985) wurden durch das Alter der Patienten nicht beeinflusst.

Die fünf Verhaltensmuster im Umgang mit der Erkrankung Krebs, die von diesen Patienten geschildert wurden (Verleugnen, Aufgeben, Resignieren, Annehmen und Integrieren), umfassen das ganze Spektrum menschlicher Reaktionen existentiellen Bedrohungen gegenüber. Die Literatur über Sterben und Trauerarbeit beschreibt ähnliche menschliche Reaktionen (Kübler-Ross, 1969; Lindemann, 1944; Engel, 1964; Parkes, 1972). In den Interviews gaben die Patienten ihre momentanen Gedanken, Gefühle und Erfahrungen wieder. Die fünf Verhaltensweisen illustrierten Zeitpunkte während des langen, oft schmerzhaften Prozesses der Auseinandersetzung mit der Krankheit und einem Leben, dessen Endlichkeit bewusst geworden war. Die seelischen und zwischenmenschlichen Einflüsse auf menschliche Verhaltensweisen sind äusserst vielschichtig.

Die zwei Männer, welche die Krankheit verleugneten, schützen sich möglicherweise so vor einer Wirklichkeit, die im Moment unerträglich gewesen wäre. Vielleicht wollten sie auch ihre wirkliche Einschätzung der Situation keinem Fremden mitteilen. Tatsächlich sagte einer dieser Männer, dass der Tod oder Selbstmord eine bessere Alternative wäre, wenn er nicht wieder gesund werden könne. Er starb etwa 10 Tage nach dem Interview. Die Gruppe von Patienten, welche aufgab, war charakterisiert durch ihre Schwierigkeit, Kontakt zu anderen zu finden und von anderen erreicht zu werden. Ihre Berichte drückten Hoffnungslosigkeit sowie Passivität und Rückzug in sich selbst aus. Man müsste die Frage stellen, ob diese Leute schon vor ihrer Krankheit dazu neigten, bei Schwierigkeiten aufzugeben und wie ihre Beziehungen vor der Krankheit waren.

Wie die verleugnende und die sich aufgebende Gruppe äusserten auch die resignierenden Patienten recht passive Einstellungen, oft unterstrichen durch die passive Form der Rede «man» anstelle von «ich», wenn sie von sich selbst sprachen. (Die Benützung von «man» anstelle von «ich» ist im Schweizerdeutschen sehr verbreitet. Sie legt nahe, dass der Sprecher weniger Verantwortung für seine Aussagen übernimmt, als wenn er das Wort «ich» benützen würde).

Die Tatsache, dass die Personen in diesen drei Gruppen vor allem Gewohnheiten (Rauchen) und äussere Faktoren als Ursachen ihrer Krankheit sahen, fügt ihren passiven Reaktionen die Dimension einer als machtvoll empfundenen äusseren Welt hinzu.

Die annehmende war die grösste der fünf Gruppen. Die Einstellungen waren aktiver und persönlicher und spiegelten mehr Teilnahme am Leben wider obwohl auch hier verschiedene Patienten das Wort «man» anstelle von «ich» benützten. Die einzelnen Aspekte und das Ausmass des Akzeptierens variierten, aber die Grundeinstellung schien eher hoffnungsvoll und positiv. Beziehungen zu anderen waren wichtig für diese Patienten, sie fühlten sich allgemein umsorgt und kümmerten sich ihrerseits um andere.

Die Kranken, die ihre Krebserfahrung integriert hatten, lebten bereits seit mehreren Jahren mit der Krankheit. Sie waren der Ansicht, dass die Unterstützung durch andere gut war. Die Tatsache, dass alle diese Patienten Frauen waren, könnte ein Zufall sein: oft ermöglicht Brustkrebs im Gegensatz zu Lungenkrebs eine längere Überlebenszeit. Vielleicht bringt die lange Krankheitszeit die nötige Erfahrung für die Integration von neuen Werten in das Leben eines Menschen.

Natürlich ist Zeit nicht der einzige Faktor: die Einstellungen der Patientinnen und die Entscheidung, die verbleibende Zeit bestmöglich zu nutzen, wie auch die unterstützenden Beziehungen waren wohl entscheidend. Diese Frauen brachten mehr innere Zielsetzungen und mehr Selbstbewusstsein zum Ausdruck als die Patienten in den anderen Gruppen.

Aus den Resultaten der Interviews lassen sich keine Erklärungen ableiten, warum die Patienten sich gegenüber ihrer Krankheit so verhielten, wie sie geschildert hatten. Aus ihren Berichten ging hervor, dass sie die vier von Lazarus (1981, 1982) definierten Verhaltensformen im Umgang mit schwierigen Situationen (coping) gebraucht hatten: die Suche nach Information, direktes Handeln, das Unterlassen von Handlungen und innerpsychische Mechanismen. Sie reagierten auf ihre persönliche Art, die geprägt war durch ihre bisherigen Lebenserfahrungen sowie durch lebenslange Einflüsse von andern. Auf ihrem Weg von der Diagnosestellung bis zum Tod stellten alle sich den sieben von Mages und Mendelsohn (1979) beschriebenen Entwicklungsaufgaben.

Die Unterstützung durch andere, oder ein Mangel an Unterstützung, war ein wichtiges Interview-Thema. Der Norbeck-Fragebogen wurde dazu benützt, die erfahrene soziale Unterstützung quantitativ und, in einem gewissen Ausmass, auch qualitativ zu erfassen. Es gab einige Unstimmigkeiten zwischen dem Interview-Inhalt und den Antworten auf dem Fragebogen. Diese werden im folgenden Abschnitt B zusammen mit den Resultaten des Norbeck-Fragebogens diskutiert.

B. Diskussion der Daten aus dem Norbeck-Fragebogen zur sozialen Unterstützung

Die befragte Gruppe von Krebspatienten teilte einen ziemlich einheitlichen kulturellen, ethnischen, religiösen und sprachlichen Hintergrund. Abgesehen von den Stabilitätsmerkmalen des Beziehungsnetzes wiesen die Antworten auf die verschiedenen Fragen grosse Unterschiede auf. Die Dauer der Bekanntschaft und die Kontakthäufigkeit zu den im Beziehungsnetz aufgeführten Personen waren bei der ganzen Gruppe ähnlich.

Die Norbeck-Fragen wurden gestellt, nachdem die Patienten vier Fragen über ihre Einstellung zur Krankheit, der Behandlung und Bedeutung für sie und ihre Familie beantwortet hatten. Es ergaben sich gewisse Unstimmigkeiten zwischen dem Inhalt der Interviews und der Art, wie der Fragebogen beantwortet wurde. Zum Beispiel sagte eine Frau, dass sie für ihre Kinder weiterlebe. Diese waren 15 und 18 Jahre alt, halfen ihr im Haushalt und waren seit ihrer Krankheit netter ihr gegenüber. Sie führte aber keines dieser Kinder auf dem Fragebogen als Mitglied ihres Beziehungsnetzes auf. In den Interviews erwähnten einige Patienten, sie hätten Schwierigkeiten mit bestimmten Familienmitgliedern oder mit dem Ehepartner, aber sie bewerteten dann im Norbeck-Fragebogen diese Personen durchwegs mit den höchsten Punkten. Mehrere Personen erklärten, dass sie ungern andere beurteilten oder einstuften; deshalb würden sie alle gleich bewerten. Einige Patienten fanden auch, dass der Fragebogen ihnen zu wenige Unterscheidungsmöglichkeiten erlaube; zum Beispiel wie sie antworten sollten, wenn sie sich von einer Person einmal sehr geliebt fühlten und dann wieder nicht so sehr, oder wenn nur eine bestimmte Art von Hilfe angeboten wurde, aber nicht eine andere. Sie fragten, ob sie die aufgeführten Personen miteinander vergleichen sollten, um sie zu bewerten. Mehrere Patienten hatten Probleme bei der Differenzierung zwischen «gibt mir das Gefühl, gemocht oder geliebt/respektiert oder bewundert zu werden» und «ich mag/liebe/respektiere/bewundere die andere Person.»

Schweizerdeutsch ist eine gesprochene Sprache. Der Fragebogen wurde ins Hochdeutsche (Schriftsprache) übersetzt. Die Patienten, die den Fragebogen selbst ausfüllten, lasen ihn also in Hochdeutsch, währenddem Patienten, die es vorzogen, dass die Untersuchende ihn vorlas, ihn in Schweizerdeutsch hörten. Es gibt bei einigen Worten feine Unterschiede zwischen Hoch- und Schweizerdeutsch. Die Bedeutung von Ausdrücken wie «mögen, lieben, bewundern, respektieren» im Schweizerdeutschen ist persönlich und würde normalerweise eine weitere Beschreibung der genauen Bedeutung für die betroffene Person in ihrer spezifischen Beziehung zu anderen verlangen. Wie oben erwähnt, ist die passive Ausdrucksweise der zwei ersten Fragen, welche «mögen, lieben, bewundern und respektieren» enthalten, unüblich bei der schweizerdeutschen Anwendung dieser recht intimen

Worte. Wenn man einen Vergleich zieht zum englischsprachigen Original des Fragebogens, muss man berücksichtigen, dass dieser kulturelle Unterschied in der Anwendung der Sprache verantwortlich sein kann für die Unterschiede in den Bewertungen der Aussagen im schweizerischen Kontext gegenüber solchen Bewertungen in einer amerikanischen Untersuchungsgruppe.

Eine Mehrheit der Patienten schien sich beim Ausfüllen des Fragebogens unbehaglich zu fühlen, dieses im Gegensatz zu ihrer Bereitschaft, offen über ihre Einstellungen zu Krebs und dessen Behandlung zu sprechen. Mögliche Erklärungen für diese Beobachtung sind unter anderen die folgenden: Einige Patienten waren müde, als sie nach dem Interview den Norbeck-Fragebogen ausfüllten, und Schweizer sind nicht sehr gewohnt, Fragebogen auszufüllen. Schreiben und «bewerten» wurde von den Schweizern vielleicht als definitiver angesehen als sprechen. Im weitern erlaubte dieser Fragebogen die feinen Differenzierungen nicht, die diesen Patienten wichtig gewesen wären. Der Wortlaut der Fragen war für viele Teilnehmer ungewohnt. Die Beobachtungen und Erklärungen der Untersuchenden und die Unterschiedlichkeit der erhaltenen Daten verlangen eine vorsichtige Interpretation der Resultate.

Die Familie war, mit wenigen Ausnahmen, die wichtigste Unterstützungsquelle für diese Patientengruppe. Die medizinischen Betreuer und Geistliche erbrachten wenig Unterstützung. Die Familie wird traditionell als wichtige Quelle für persönliche Beziehungen angesehen. Da die Distanzen in der Schweiz, verglichen mit den USA, gering sind, können Familienmitglieder oft mühelos erreicht werden. Im Gegensatz zur Familie wird das Gesundheitswesen als eine eher anonyme Organisation empfunden, in der Menschen häufig unpersönlich behandelt werden. In einigen Interviews wurden aber auch einzelne medizinische Betreuer erwähnt, die Unterstützung gaben, aber ihre Namen wurden nicht unbedingt im Fragebogen als Teil des Beziehungsnetzes des Patienten aufgeführt. Die Vorstellung, bei den medizinischen Betreuern Unterstützung zu suchen, ist bei der deutschschweizerischen Bevölkerung nicht ausgeprägt. Eine Ausnahme bildet hier vielleicht der traditionelle «Hausarzt», der jedoch in den städtischen Gebieten beinahe ganz verschwunden ist.

Viele Patienten sprachen davon, dass die Religion in der Auseinandersetzung für sie wichtig sei. Die Tatsache, dass kaum Geistliche aufgeführt wurden, mag mit der Tendenz zusammenhängen, dass weniger als früher an den traditionellen Gottesdiensten und kirchlichen Veranstaltungen teilgenommen wird. Säkularisierende Tendenzen wurden in der Schweiz während der letzten 20 bis 30 Jahre beobachtet.

Es ist schwierig, die Auswirkungen der Verluste von unterstützenden Menschen auf die Funktion des Beziehungsnetzes der betroffenen Patienten abzuschätzen. Dass 19% der Untersuchungsgruppe im Laufe des vergangenen Jahres ziemlich viel bis sehr viel an Unterstützung verloren hatten, könnte ihre Wahrnehmung über das Ausmass momentan verfügbarer Unterstützung beeinflusst haben.

Neun Patienten wiesen in den Interviews auf den Verlust einer für sie sehr wichtigen Person hin (Ehemann, beste Freundin, Sohn, Freund) und sahen in diesem Verlust eine mögliche Ursache für die Entwicklung von Krebs oder als Grund für einen Rückfall nach Jahren der Symptomfreiheit. Im Ausdruck und Verhalten drückten diese Patienten aus, welch verheerende Wirkung diese Verluste auf sie gehabt hatten.

Der Norbeck-Fragebogen fing keinen einzigen dieser Verluste auf, da sie ausnahmslos mehr als ein Jahr zurücklagen. Eine Frau konnte 23 Personen in ihrem sozialen Umfeld aufzählen; sie vergab an alle die höchsten Bewertungen für Zuneigung, Bestätigung und kurzfristige, sowie 3 oder 4 Punkte für langfristige Hilfe. Trotzdem betonte sie im Interview, dass ihr Leben nach dem Tode ihres Ehegatten vor 14 Jahren (die Krebsdiagnose wurde bei der Patientin vor 13 Jahren gestellt) nie mehr dasselbe gewesen sei, obwohl sie spüre, dass ihre grosse Familie sie umsorge.

Wenn man den Inhalt der Interviews und die Resultate des Fragebogens bedenkt, drängen sich einige Fragen auf: 1) Können Personen, die einem Menschen sehr nahe gestanden und ihn voll unterstützt hatten, je von einer oder mehreren anderen Personen ersetzt werden? 2) Fängt der Norbeck-Fragebogen die wirkliche Qualität sozialer Unterstützung durch ein Beziehungsnetz ein? 3) Können Grösse und angegebene Qualität eines Beziehungsnetzes zur Überschätzung seiner Unterstützungskapazität verleiten, z.B. wenn viele Bezugspersonen aufgeführt und ihnen hohe Bewertungen zugesprochen werden? 4) Ist es möglich, dass 23 unterstützende Personen den Verlust einer einzigen, wichtigsten Bezugsperson nicht ausgleichen können?

Weil so viele Fragen offenbleiben, sollte der Norbeck-Fragebogen ausschliesslich als quantitatives Messinstrument benutzt werden. Er

Tabelle 9. Demographische Charakteristika der schweizerischen, ägyptischen und amerikanischen Untersuchungsgruppen

Demographische Charakteristika	Schweizer* N = 42 %	Ägypter N = 40 %	USA (normativ) N = 136 %
Geschlecht:			
männlich	38.1	42.5	34.6
weiblich	61.9	57.5	65.4
Zivilstand:			
verheiratet	69	90	41.9
ledig	4.8	10	45.6
verwitwet	21.4	0	2.2
geschieden	4.8	0	10.3
	$\bar{X}$[1]	$\bar{X}$	$\bar{X}$
Alter (Jahre)	58	45	34
Formelle Schul- und Ausbildung (Jahre)	10	4.9	15.9

* Vergleiche normative, schweizerische Daten Anhang F, Seite 111.
[1] $\bar{X}$ = Durchschnitt

mag nützlich sein, um das Beziehungsnetz des Patienten und dessen Funktion einzuschätzen, darf jedoch den Dialog zwischen Patient und Pflegepersonal nicht ersetzen. Der Dialog gibt dem Patienten Gelegenheit darzulegen, welche Menschen ihm wichtig sind und welchen Kontakt er mit diesen sucht.

Die Resultate dieser Studie können mit jenen der ägyptischen Untersuchungsgruppe (n=40) (Lindsey et al., 1983) und mit den Daten von 136 gesunden Erwachsenen in den USA (Norbeck et al., 1981, 1983) verglichen werden. Um auf Normdaten zurückgreifen zu können, wurde der Norbeck-Fragebogen bei einer Zufallsgruppe von 136 Angestellten eines grossen medizinischen Universitätszentrums gebraucht. Die Patienten der Schweizer Gruppe waren im Durchschnitt älter (58

Tabelle 10. Durchschnittliche Anzahl Personen, die von den Schweizern, Ägyptern und Amerikanern als momentanes unterstützendes Beziehungsnetz aufgelistet wurden

Schweizer* N = 42	Ägypter N = 40	USA (normativ) N = 136
$\bar{X}$[1]	$\bar{X}$	$\bar{X}$
9,3	14,8	12,2

* Vergleiche normative, schweizerische Daten Anhang F, Seite 111.
[1] $\bar{X}$ = Durchschnitt

Jahre) als die ägyptischen Krebspatienten (45 Jahre) und die befragten Amerikaner (34 Jahre). Auch besassen die Schweizer, als Gruppe gesehen, mehr Schul- und Ausbildung (Durchschnitt = 10 Jahre) als die Ägypter (Durchschnitt 5 Jahre bei einer Streuung zwischen 0 und 12 Jahren), aber weniger als die Amerikaner (Durchschnitt 15,9 Jahre).

69% der Schweizer waren verheiratet, im Gegensatz zu 90% in Ägypten und 41,9% in den USA. 21,4% der Untersuchungsgruppe in der Schweiz waren verwitwet im Vergleich zu 0% in der ägyptischen und 2,2% in der amerikanischen Gruppe. 45,6% der Amerikaner waren ledig und 10,3% geschieden. Von den Schweizern waren 4,8% ledig und 4,8% geschieden und bei der ägyptischen Gruppe waren 10% ledig und 0% geschieden.

Alle beteiligten Personen in der Schweiz waren Mitglieder der protestantischen oder katholischen Kirche. Die Amerikaner gaben mehr Variationen religiöser Überzeugungen an und 33,5% von ihnen gehörten keiner Kirche oder Religionsgemeinschaft an. Einige der demographischen Charakteristika der drei Untersuchungsgruppen sind in Tabelle 9 aufgezeigt. Die Tabellen 10, 11 und 12 zeigen Vergleichszahlen der drei verschiedenen kulturellen Untersuchungsgruppen auf.

Tabelle 11. Vergleich der NSSQ-Bewertungen der funktionellen Unterstützung der drei kulturellen Gruppen (aus der Schweiz, Ägypten, USA)

NSSQ-Unterskalen	Schweizer Krebspatienten N = 42			Ägyptische Krebspatienten N = 40			Amerikanische Angestellte: normative Daten N = 136		
	$\bar{X}$[1]	SA[2]	Streuung	$\bar{X}$	SA	Streuung	$\bar{X}$	SA	Streuung
Total Zuneigung	61.6	41.2	5–176	104.7	21.4	55–152	66.1	32.3	7–155
Total Bestätigung	63.1	42.7	5–176	97.7	20.5	61–156	66.1	32.3	7–155
Total Hilfe	43.6	32.9	0–118	101.0	21.0	63–156	62.4	32.2	10–154
Total Funktionsmerkmale	168.8	112.4	15–470	304.3	61.3	184–450	201.9	95.9	31–44
Total Beziehungsnetz-Merkmale	90.6	54.1	11–232	149	27.8	106–229	110.6	49.3	20–206

[1] $\bar{X}$ = Durchschnitt
[2] SA = Standardabweichung

Tabelle 12. Prozentsätze der durchschnittlich gesamten funktionellen Unterstützung nach Personenkategorie für die Untersuchungsgruppen aus der Schweiz, Ägypten und den USA

Personenkategorie	Schweiz N = 42	Ägypten N = 40	USA (normativ) N = 136
	% der durchschnittlich gesamten funktionellen Unterstützung		
Gatte/Partner	13.8	6.7	8.3
Familie/Verwandte	55.8	60.2	34.9
Freunde	9.0	14.8	44.6
Arbeits-/Schulkollegen	5.8	2.8	5.5
Nachbarn	6.4	14.3	1.7
Medizinische Betreuer	2.6	–	0.8
Pfarrer/Priester/Rabbi	0.8	0.4	0.9
Andere	5.9	–	2.5
Berater/Therapeut	–	–	0.7

Gesamthaft gesehen, verfügten diese Schweizer Patienten über weniger Personen im Beziehungsnetz als die Gruppen gesunder Amerikaner oder kranker Ägypter.

Die Resultate der Schweizergruppe zeigten die tiefsten Bewertungen für Zuneigung, Bestätigung, Hilfe, gesamte funktionelle Unterstützung und Merkmale der Beziehungsnetze, verglichen mit den Befunden der beiden andern Untersuchungsgruppen.

Beim Vergleich der Prozentsätze der gesamten funktionellen Unterstützung nach Personenkategorie fällt auf, dass die Schweizer Patienten mehr Unterstützung von ihren Ehepartnern erhielten (13,8%) als die Befragten der anderen Untersuchungsgruppen (6,7% für die Ägypter und 8,3% für die Amerikaner). Die Unterstützungsfunktion der Familie wurde von den Ägyptern am höchsten eingeschätzt (60,2%). Bei der Schweizer Gruppe erbrachte die Familie 55,8% der gesamten Unterstützung, währenddem für die amerikanischen Teilnehmer proportional mehr Unterstützung von ihren Freunden kam als von ihren

Familien. Der grösste Unterschied zwischen den Schweizer Krebspatienten und den gesunden Amerikanern liegt in den hohen Bewertungen, welche die letzten ihren Freunden für deren Unterstützung gaben, währenddem in der Schweizer Gruppe die Freunde einen ähnlichen Platz einnahmen wie Arbeitskollegen und Nachbarn.

Es ist problematisch, die Resultate zweier verschiedener kultureller Gruppen von Krebspatienten mit jenen einer Gruppe von gesunden, arbeitenden Amerikanern zu vergleichen. Es sind keine genormten Daten für den Norbeck-Fragebogen aus der schweizerischen* oder ägyptischen Bevölkerung vorhanden. Aus Amerika liegen keine NSSQ Daten von Krebskranken vor. Die Frage, ob Krebspatienten in diesen drei Kulturen der Bevölkerungsnorm entsprechen oder nicht, kann aufgrund der vorhandenen Informationen nicht beantwortet werden. Im weitern muss der Frage nachgegangen werden, welcher Sinn Ausdrücken wie «Freunde», «Arbeitskollegen», «Nachbarn», usw. in den verschiedenen miteinander zu vergleichenden Kulturen zugelegt wird. Das Wort «Freund/in» in (Schweizer) Deutsch wird nur für bedeutsame, enge Beziehungen verwendet. Die amerikanische Anwendung dieses Wortes ist weniger begrenzt. Es schliesst oft Personen mit ein, die von Schweizern als «Bekannte», «Kollegen», «Klassen- oder Arbeitskollegen» oder «Nachbarn» bezeichnet würden. In der deutschen Sprache spiegelt sich die Vorstellung von Tiefe in einer Freundschaft in Ausdrücken wie zum Beispiel «eine Freundschaft wächst» oder «Freunde werden», die einen passiv/aktiven Prozess andeuten, der Zeit braucht. Der englische Ausdruck «to make friends» (Freundschaft schliessen, wörtlich «Freunde machen») scheint auf eine schnellere, aktivere «Errungenschaft» hinzuweisen. Die Bedeutung des Wortes «Freund» im Arabischen, wie es in der ägyptischen Kultur angewendet wird, müsste genauestens verstanden werden, wenn diese Daten in vergleichender Weise interpretiert werden wollten.

* Anmerkung zur deutschen Ausgabe: Normative NSSQ Daten wurden 1984/85 erhoben. Die Resultate sind im Anhang F beigefügt.

Kulturelle Unterschiede mögen verantwortlich sein für die beobachtete Verschiedenheit der wahrgenommenen sozialen Unterstützung durch Angehörige verschiedener Kulturen. Beeinflussen Variablen wie Alter, Zivilstand, Bildung und soziale Schicht die Wahrnehmung von sozialer Unterstützung und, wenn ja, wie lassen sich diese Variablen von einer Kultur zur andern vergleichen? Ledig zu sein in Ägypten ist «eine Schande» (persönliche Gespräche mit Ägyptern), währenddem in den USA und in der Schweiz die Tendenz, nicht zu heiraten, zunimmt. Ebenso variiert der Status der Witwe in den Gesellschaften verschiedener Kulturen. Des Einzelnen Wahrnehmung seiner Unterstützung durch andere kann beeinflusst sein von der Art, wie die Gesellschaft seinen Zivilstand definiert. Welches sind die kulturellen Einflüsse, die die individuelle Wahrnehmung und das Annehmen oder Verweigern von Unterstützung prägen? In wieweit sind solche Einflüsse über die Kulturen hinweg vergleichbar?

Methodologische Gesichtspunkte dürfen nicht ausser acht gelassen werden. Können Forschungsinstrumente, wie der Norbeck-Fragebogen, in angemessener Weise von einer Sprache in eine andere übersetzt werden und noch immer vergleichbare Daten ergeben? Zum Beispiel der englische Begriff «social support» muss im Deutschen umschrieben werden mit «soziale Unterstützung oder Unterstützung durch andere». Wie sehr hat sich der ursprüngliche Begriffsinhalt geändert, und inwieweit beeinflussen solche Veränderungen die Antworten? Was für Unterschiede ergeben sich bei der Anwendung des Forschungsinstrumentes? Wie wird es den Teilnehmern erklärt und in welcher Reihenfolge wird es zusammen mit anderen Instrumenten angewendet? Ähnliche Fragen müssen in der Forschung gestellt werden, auch wenn Untersuchungsgruppen derselben Kultur befragt werden. Alle diese Probleme werden natürlich komplexer und schwieriger bei Untersuchungsgruppen aus verschiedenen Kulturen

Bei Vergleichen zwischen Kulturen müssen alle diese Faktoren berücksichtigt werden. Der Vergleich der Resultate dieser drei Untersuchungsgruppen zeigt, dass die Schweizer Gruppe sich im Durchschnitt auf das kleinste soziale Beziehungsnetz abstützte, und dass dessen unterstützende Funktion als qualitativ geringer eingeschätzt wurde als die Beziehungsnetze der Ägypter oder Amerikaner. Es ist schwierig, diese Befunde vertieft zu interpretieren, ohne dass mehr Daten, und zwar genormte und solche von Krebspatienten aus allen drei Kulturen, zur Verfügung stehen.

C. Vergleich zwischen qualitativen und quantitativen Daten

Der Vergleich zwischen den fünf Verhaltensmustern im Umgang mit der Krankheit und den Antworten im Norbeck-Fragebogen muss mit Vorsicht gezogen werden. Die kleine Anzahl der Personen in den Untergruppen «Verleugnen», «Aufgeben», «Resignieren» und «Integrieren» erlaubt es nicht, Folgerungen über diese Untersuchungsgruppe hinaus zu ziehen.

Bestätigung war das einzige funktionelle Unterstützungsmerkmal, das schwach mit den Verhaltensmustern in Beziehung stand: Diejenigen Personen, die sich anderen anvertrauen konnten und deren Gedanken und Handlungen von anderen unterstützt und bestätigt wurden, neigten dazu, auf eine befriedigendere Art und Weise mit ihrer Situation umzugehen. Dieser Befund scheint die bekannte Erfahrung zu bestätigen, dass befriedigende zwischenmenschliche Beziehungen durch Vorhandensein einer Vertrauensperson gekennzeichnet sind. In der Schweizer Patientengruppe stand die Anzahl der Personen im Beziehungsnetz ebenfalls schwach mit dem Verhalten des Patienten in Beziehung: Diejenigen Kranken, die sich auf mehr Personen verlassen konnten, neigten zu positiverem Verhalten gegenüber ihrer Krankheit.

Die oben beschriebenen Resultate scheinen einen Zusammenhang zwischen der Anzahl unterstützender Personen und der wahrgenommenen Qualität der Unterstützung einerseits und dem konstruktiven Umgang einer Person mit schwierigen Situationen auf der anderen Seite zu zeigen.

Die Tatsache, dass keiner der anderen funktionellen Bereiche eine statistisch signifikante Beziehung zu den Verhaltensmustern aufweist, ist nicht überraschend. Folgende Fakten limitieren die statistische Aussagekraft dieser Daten: wesentliche Unterschiede in der Grösse des Beziehungsnetzes und dessen Funktionen innerhalb der Untersuchungsgruppe sowie die relativ kleine Zahl der Teilnehmer in allen Gruppierungen.

In den Interviews sprachen die Patienten über die von ihnen wahrgenommene Qualität des unterstützenden Beziehungsnetzes. Die Annahme von Cassel (1976) und anderen Autoren, dass unterstützende Beziehungen zu anderen schmerzhafte Erfahrungen mildern/lindern und den Betroffenen in einem gewissen Grad vor den Härten des Lebens abschirmen, wurde durch diese Studie unterstützt.

Die Resultate der qualitativen und quantitativen Teile dieser Untersuchung bestätigten empirische Erfahrung und frühere Forschungsergebnisse.

Sie zeigt, dass Krebs als eine existentielle Bedrohung erfahren wurde, welche die meisten Aspekte des Lebens dieser Patienten und ihrer Beziehungen beeinflusste. Die Resultate zeigten auch deutlich, dass die Patienten sich der Qualität ihrer Beziehungen zu anderen bewusst waren.

Die Ergebnisse dieser Studie erklären die Beziehungen zwischen wahrgenommener sozialer Unterstützung und der Bedeutung, die der Krebskrankheit zugeschrieben wurde, nicht. Dem Geheimnis menschlicher Unterstützung (oder Nicht-Unterstützung) und deren Wirkung auf das Leben des Einzelnen liegt letztlich ein Netz von Beziehungen und geistigen Einflüssen zugrunde, das sich dem gedanklich rationalen Zugang und Ausdruck in Worten entzieht.

Der Versuch, durch ein einmaliges Interview und einen quantitativen Fragebogen dieses Phänomen ansatzweise zu beschreiben, muss darum oberflächlich bleiben.

D. Beziehung der Resultate zum Rahmenkonzept

Die Annahme des symbolischen Interaktionismus, dass Menschen gemäss der Bedeutung, die eine Situation für sie hat, handeln, dass Bedeutungen aus den Interaktionen mit anderen entstehen, und dass Bedeutungen entstehen und durch Interpretationsprozesse geändert werden, kann aus den Erfahrungsberichten dieser Patienten entnommen werden.

Die Resultate unterstreichen die Komplexität von Beziehungen mit sich selbst, mit anderen und mit der Gesellschaft. Die Krebsdiagnose löst eine Infragestellung und Neubewertung der Beziehungen aus. Krebs wurde als Stressfaktor erlebt; die damit verbundenen Bedeutungen führten den Patienten dazu, sein Leben zu überdenken, Wertvorstellungen in Frage zu stellen und einer unsicheren Zukunft entgegenzusehen. Die Beziehungen zu Familie und anderen wurden von der körperlichen und seelischen Verfassung des Patienten beeinflusst wie auch von seinem Selbstbild. Es schien, dass die Patienten die Einstellungen von anderen als ihren eigenen ähnlich wahrnahmen. Zum Beispiel ihre eigene Hoffnung schien eine Widerspiegelung der Hoffnung ihrer Familien zu sein. Beziehungen wurden von den Betroffenen neu definiert und diese Einschätzung hing von ihrer Wahrnehmung der Situation ab. Für den Einfluss von sozio-kulturellen Wirklichkeitsinterpretationen mag die Tatsache sprechen, dass die Schweizer Patienten – im Gegensatz zu den taiwanesischen und ägyptischen Krebskranken – über die Ursachen ihrer Krebskrankheit nachgedacht hatten. Eine starke kausale Denkweise und Kenntnisse aus der Krebsforschung könnten die Schweizer Patienten dazu geführt haben, eine Reihe von Ursachen aufzuzählen. Einige der schweizerischen Patienten änderten ihr Verhalten, nachdem sie sich möglicher Ursachen ihrer Krankheit bewusst geworden waren.

Solange nur der Einzelne sein Verhalten verändert, besteht die Gefahr, dass die Gesellschaft dem Einzelnen die Verantwortung für die Krebsentstehung aufbürdet und das «Opfer» für Veränderungen verantwortlich macht. Dadurch wird das Einführen und Durchsetzen von gesundheitsfördernden Massnahmen aufgeschoben oder nur zögernd angegangen. Zum Beispiel ist in der Schweiz Zigarettenwerbung auf breiter Basis noch immer möglich. Vorschriften zur Verringerung von Luftverschmutzung und zum Schutz von Arbeitern vor krebsverursachenden Substanzen wie Asbest oder Abgasen sind erst ansatzweise vorhanden, oder können kaum durchgesetzt werden.

Die Krebskrankheit war das einzige gemeinsame Charakteristikum aller Patienten. Ihre einzigartigen Lebensumstände, das wahrgenommene Beziehungsnetz und die Unterstützung waren die hauptsächlichen Bestimmungsfaktoren für die Art und Weise, wie sie mit sich selbst, mit der Krankheit und ihrem veränderten Leben umgingen. Die Aussagen der Patienten spiegelten ihre Wahrnehmungen über die Qualität der Unterstützung von andern wider. Sie beschrieben auch den Einfluss ihrer Krankheit und deren Konsequenzen für ihre Familien. Ein neues Bewusstsein über die Qualität des Da-Seins anderer war für einige eine Auswirkung der Krankheit. Diejenigen Patienten, die sich unterstützt fühlten und sich auf ein grösseres Beziehungsnetz verlassen konnten, schilderten sich selbst als fähiger, ihre Situation zu meistern. Die Personen, die sich nicht unterstützt fühlten, drückten mehr Hoffnungslosigkeit aus. Die Aussagen der Patienten in dieser Studie bestätigten Cassel's (1976) Beobachtungen, dass gute Unterstützung durch andere die negativen Auswirkungen schwieriger Lebenssituationen auf den Einzelnen mildern.

Die Wichtigkeit der Wahrnehmung wurde in der ganzen Umfrage unterstrichen. Die Patienten berichteten über ihre Sichtweise und Interpretationen ihrer Wirklichkeit.

Die Komplexität der Sinneswahrnehmungen und deren verstandes- und gefühlsmässige Interpretationen lassen viele Fragen offen. Welchen Einfluss hat die Krankheit auf die Wahrnehmung des Patienten? Wie würde die Familie/anderen die Wahrnehmung der Situation des Patienten und der Unterstützung, die sie ihm anbietet/n, beschreiben? Die Studie berücksichtigte die Wahrnehmungen, Deutungen und Handlungen der Familien und nächsten Bezugspersonen nicht. Die Beiträge der Familien zur Situation und ihre Unterstützung wurden nur aufgrund der Eindrücke der Patienten offenbar; es könnten also bedeutende Unterschiede zur Wirklichkeitsauffassung der Familienmitglieder bestanden haben. Ohne dass die Auffassungen der Familien der Patienten bekannt sind, ist es nicht möglich, auf bestimmende Einflüsse zu schliessen, die andere auf die Interpretationen des Patienten, auf seine Situation und seine Verhaltensweisen hatten. Dieser fehlende Aspekt ist ein Mangel dieser Studie.

Die Resultate der Studie zeigen die Sichtweise des Patienten in den Interaktionsprozessen, die von King (1981) beschrieben wurden; die Studie konzentriert sich also ausschliesslich auf das persönliche System. Auf zwischenpersönliche und soziale Systeme wird durch die vom Patienten wahrgenommenen Erfahrungen mit der Krankheit und durch deren Interpretation hingewiesen. Der Norbeck-Fragebogen lieferte einige indirekte Informationen über das zwischenmenschliche System. Aus den qualitativen Daten können Einflüsse des sozialen Systems auf den Einzelnen entnommen werden. Es stellte sich heraus, dass medizinische Betreuer (z.B. Krankenschwestern) eine unbedeutende Rolle in den Erfahrungen dieser Patienten spielten. Sie könnten jedoch eine Schlüsselposition einnehmen, wenn es darum geht, die Bedeutung einer Krebskrankheit zu definieren. Die Wichtigkeit der Einstellung von Betreuern zur Krankheit und zur Einzigartigkeit des Patienten wurde von einigen Kranken hervorgehoben. Das Krankenpflegemodell von King diente als Mittel, verschiedene Formen von Interaktionen, wie mit sich selbst, andern und einer breiten Gesellschaft, zu beschreiben. Es gab jedoch keine Hinweise dafür, welche Wirkung menschliche Anteilnahme, Vertrauen, Hingabe, Liebe oder negative Gefühle auf die Situationsbeurteilung und das Handeln der Kranken hatte. Die Patienten zeigten dafür, wie wichtig für sie der gefühlsmässige Anteil zwischenmenschlicher Interaktion ist.

Obwohl diese Studie in erster Linie die wahrgenommene Wirklichkeit der Patienten erfasst, bestätigen die Resultate die Erfahrung, dass eine Krebskrankheit nicht nur den Patienten in seiner Ganzheit trifft, sondern dass sie auch Auswirkungen hat auf seine Beziehungen zu anderen und deren Leben.

E. Folgerungen für die Pflegepraxis

Trotz aller Einschränkungen, die dieser Studie anhaften, gilt es nun, einige Folgerungen für die Krankenpflege aufzuzeigen. Keine dieser Erkenntnisse ist neu. Ausschlaggebend ist die Einsicht, dass es der kranke Mensch ist, der die Auswirkungen der Erkrankung auf sein Leben und das Leben seiner nächsten Bezugspersonen kennt. Das Gespräch zwischen Patient und Krankenschwester ist der Schlüssel zur Information darüber, was die Krankheit für den Patienten selbst und seine Familie/Bezugspersonen bedeutet. Die Familie ist für schweizerische Patienten eine wichtige Unterstützungsquelle. Die Kranken müssen in ihrem sozialen Beziehungsnetz und in ihrem ganzen Lebenskontext gesehen werden, damit sie auf einer tieferen Ebene verstanden werden können. Die Krankenpflege muss sich an die Einheit Patient-Familie wenden und nicht ausschliesslich an den Patienten. Der Norbeck-Fragebogen könnte vielleicht nützlich sein, um Daten von grossen Gruppen zu erhalten, aber er spiegelt nicht unbedingt die Qualität der Situation des einzelnen Patienten wider. Der kontinuierliche Dialog der Krankenschwester mit dem Patienten und seinen wichtigsten Bezugspersonen kann durch keinen Fragebogen ersetzt werden. Die Bedeutung, die einer Krebskrankheit vom Betroffenen zugemessen wird, beeinflusst sein Verhalten gegenüber der Krankheit. Solche Bedeutungen können von medizinischen Betreuern in Frage gestellt werden, wenn die Aussicht besteht, dass der Kranke dadurch besser mit der Situation umgehen kann. Menschen, die Kontaktschwierigkeiten haben und mit denen auch andere nicht leicht in Kontakt kommen können, mögen geringere Fähigkeiten besitzen, mit der Krankheitserfahrung umzugehen als Menschen, die sich in einem grösseren und gut funktionierenden Beziehungsnetz geborgen fühlen. Solche Patienten benötigen die Aufmerksamkeit und das Engagement der Krankenschwester vermehrt. Patienten, die Vertrauenspersonen und ein gut funktionierendes Beziehungsnetz haben, brauchen die Nähe dieser Menschen besonders, wenn sie hospitalisiert oder behandelt werden, oder wenn sie sterben. Vertrauenspersonen sollen in der Pflege in dem Masse einbezogen werden, wie dies der Patient und die ihm Nahestehenden es wünschen. Solche Zusammenarbeit kann das menschliche Wachstum aller Beteiligten fördern, Schmerzen und Ängste lindern und viel Unsicherheit vermindern.

F. Auswirkungen auf die Forschung in der Krankenpflege

Es ist schwierig, dem Phänomen menschlicher Wahrnehmung und Deutung von Krankheit und sozialer Unterstützung nachzuspüren. Die Themen, die in dieser Studie angeschnitten werden, gehen Fragen der soziokulturellen Einflüsse auf das Verhalten des Einzelnen und auf dessen Interpretation der Wirklichkeit nach. Die wechselseitige Einflussnahme Einzelner auf die Gesellschaft und der öffentlichen Meinung auf den Einzelnen bleibt Thema für zukünftige Studien. Aufmerksamkeit muss den Übersetzungsproblemen von Forschungsinstrumenten und -fragen sowie der Interpretation von Resultaten von einer Kultur und Sprache in eine andere geschenkt werden. Die Frage nach der Verwendung von qualitativen Daten zur Entwicklung von Konzepten muss in weiteren Studien wieder gestellt werden. Eine Erhebung von Norbeck-Daten in der gesunden Bevölkerung könnte einen Beitrag zur Interpretation der Resultate dieser Studie leisten.

Im folgenden sollen einige mögliche Fragen für weitere Untersuchungen erwähnt werden: In welcher Beziehung unterscheiden sich Lungenkrebskranke von Patienten mit Brustkrebs in ihren Verhaltensweisen gegenüber der Krankheit? Wie beeinflusst der Faktor Zeit die Verhaltensweisen von Patienten? Ändert sich die soziale Unterstützung, wie sie von Patienten wahrgenommen wird, im Verlaufe der Krankheit? Gibt es Zusammenhänge zwischen der Wahrnehmung von sozialer Unterstützung und Verhaltensmustern, die sich über die Zeitspanne der Krankheit hinweg verändern? Welche Art von pflegerischen Massnahmen unterstützt oder beeinflusst des Patienten Wahrnehmung der ihm zukommenden Unterstützung?

Dieser Liste könnten noch viele weitere Fragen hinzugefügt werden. Das Wissen und Verständnis, das aus dieser Studie gewonnen wurde, sollte in die Pflegepraxis umgesetzt werden.

Die Patienten, die an dieser Studie teilnahmen, erzählten, was sie gelernt hatten, seit sie mit der Krebskrankheit lebten. Viele bestätigten die negative Bedeutung der Krankheit und deren Auswirkungen auf ihr Leben. Andere waren in der Lage, die Krankheitserfahrung zu akzeptieren, zu integrieren und sie als Anstoss für persönliches Wachstum zu nutzen.

Die Botschaft dieser Patienten an die Krankenschwestern war zweifach:

1) dass viele Menschen fähig sind, ihre Krebserfahrung recht gut zu bewältigen, und
2) dass Krebs eine Krankheit ist, die die Patienten und deren Familien in vielen Bereichen ihres täglichen Lebens herausfordert.

Literaturverzeichnis

Annuaire de statistiques sanitaires mondiales, 1981, Genève: OMS, p. 346.

Berkman, L. F. and Syme L. (1979). Social networks, host resistance, and mortality: A nine year follow-up study of Alameda County residents. *American Journal of Epidemiology, 109*, (2), 186–204.

Beutler, M. (1980). *Fuss fassen*. Bern: Zytglogge.

Bloom, J. R. (1982). Social support systems and cancer: A conceptual view. In Cohen, J., Cullen, T. W. & Martin, L. R. (Eds.) *Psycho-social aspects of cancer*. New York: Raven Press.

Bloom, J. R. (1982). Introduction. In: *Western states conference on cancer rehabilitation*. Palo Alto: Bull.

Bloom, J. R. (1982). Social support, accommodation to stress and adjustment to breast cancer. *Social Science and Medicine, 16*, 1329–1338.

Blumer, H. (1969). *Symbolic interaction: Perspective and method*. Englewood Cliffs: Prentice-Hall.

Brink, P. J. & Wood, M. J. (1978). *Basic steps in planning nursing research*. North Scituate: Duxbury Press.

Caplan, G. (1974). Support systems. In *Support systems and community mental health: Lectures on concept development*. New York: Behavioral Publications.

Cassel, J. (1976). The contribution of the social environment to the host resistance. *American Journal of Epidemiology, 104*, (2).

Cobb, S. (1976). Social support as a moderator in life stress. *Psychosomatic Medicine, 38*, (5).

Cobb, S. (1979). Social support and health through the life course. In Riley, M. W. (Ed.) *Aging from birth to death: Interdisciplinary perspective*. Boulder, CO: Westview Press for American Association for the Advancement of Science.

Diggelmann, W. M. (1979) *Schatten*. Zürich: Benziger.

Dodd, M. J., Ahmed, N., Piper, B. & Lindsey, A. M. (1985). Attitudes of patients living in Egypt about cancer and its treatment. *Cancer Nursing, 8*, (5): 278–284.

Dodd, M. J., Chen, S. G., Piper, B. & Lindsey, A. M. (1985). Attitudes about cancer and its treatment of cancer patients living in Taiwan. *Cancer Nursing, 8*, (4): 214–220.

Engel, G. (1964). Grief and grieving. *American Journal of Nursing, 64*, 93–98.

Erikson, E. H. (1963). *Childhood and society*. New York, Norton.

Glaus, A., Jungi, W. F. & Senn, H. J. (1982). *Onkologie für Krankenpflegeberufe*. Stuttgart: Thieme.

Haseloff, O. W. & Hoffmann, H. J. (1970). *Kleines Lehrbuch der Statistik*. Berlin: De Gruyter.

Holmberg, I., Holmberg, L., Jivén, L. & Swinson, J. E. (1973). *Statistische Grundbegriffe*. Zürich: Verlag des Schweizerischen kaufmännischen Vereins.

Kahn, R.L. (1979). Aging and social support. In Riley, M.W. (Ed.). *Aging from birth to death: Interdisciplinary perspective*. Boulder, CO: Westview Press for American Association for the Advancement of Science.

Karnofsky, D. (1952). Clinical problems in cancer research. In D. Karnofsky (Ed.) *Sloan-Kettering Institute*. Seminar for Cancer Research, 1948–1949, New York: Sloan-Kettering Institute.

King, I.M. (1981). *A theory for nursing*. New York: Wiley.

Kübler-Ross, E. (1969). *On death and dying: What dying patients have to teach doctors, nurses, clergy and their own families*. New York: MacMillan.

Lazarus, R.S. (1981). The stress and coping paradigm. In C. Eisdorfer, D. Cohen, A. Kleinman, E.P. Maxim (Eds.), *Conceptual models for psychopathology*. New York: Spectrum, 177–209.

Lazarus, R.S. (1982). Stress and coping as factors in health and illness. In J. Cohen, T.W. Cullen & L.R. Martin (Eds.) *Psychosocial aspects of cancer* (pp.168–190). New York: Raven Press.

Lindemann, E. (1944). Symptomatology and management of acute grief. *American Journal of Psychiatry*, 101, 141–148.

Lindsey, A.M., Norbeck, J.S., Carrieri, V.L. & Perry, E. (1981). Social support and health outcomes in postmastectomy women: A review. *Cancer Nursing, 4,* (5), 377-384.

Lindsey, A.M., Chen, S.G., Dodd, M.J. (1985) Social support network in Taiwanese cancer patients. *International Journal of Nursing Studies, 22*, (2), 149–164.

Lindsey, A.M., Ahmed, A., Dodd, M.J. (1985). Social support: Network and quality as perceived by Egyptian cancer patients. *Cancer Nursing, 8*, (1), 37–42.

Linn, M.W., Linn, B.S. & Stein, S.R. (1982). Beliefs about causes of cancer in cancer patients. *Social Science and Medicine, 16*, 835–839.

Livingston, R.B. (1978). *Sensory processing, perception and behavior*. New York: Raven Press.

Mages, N.L. & Mendelsohn, G.A. (1979). Effects of cancer on patients' lives: A personalogical approach. *Health psychology*. San Francisco: Jossey Bass, 255–284.

Maxwell, M.B. (1982). The use of social networks to help cancer patients maximize support. *Cancer Nursing*, 275–281.

Mead, G.H. (1964). *On social psychology*. Chicago: University of Chicago Press.

Mead, G.H. (1937). *Mind, self, and society*. Chicago: Charles W. Morris.

Mueller, D.P. (1980). Social networks: A promising direction for research on the relationship of the social environment to psychiatric disorder. *Social Science and Medicine, 14A*, 147–161.

Murawski, B.J., Penman, D. & Schmitt, M. (1978). Social support in health and illness: The concept and its measurement. *Cancer Nursing, 1,* (5), 365–371.

Norbeck, J.S. (1981). Social support: A Model for clinical research and application. *Advances in Nursing Science, 3*, (4), 43–59.

Norbeck, J.S., Lindsey, A.M. & Carrieri, V.L. (1981). The development of an instrument to measure social support. *Nursing Research, 30*, (5), 264–269.

Norbeck, J.S., Lindsey, A.M. & Carrieri, V.L. (1983). Further development for the Norbeck Social Support Questionnaire: Normative data and validity testing. *Nursing Research, 32*, (1), 4–9.

Parkes, P.M. (1972). Components of the reaction to loss of a limb, spouse or home. *Journal of Psychosomatic Research, 16*, 343–349.
Pilisuk, M. & Froland, C. (1978). Kinship, social networks, social support and health. *Social Science and Medicine, 12B*, 273–280.
Pinkson, T. (1982). Psychosocial treatment issues with adult cancer patients. In *Western states conference on cancer rehabilitation*, Palo Alto: Bull.
Polit, D.F. & Hungler, B.P. (1978). *Nursing research: Principles and methods*. Philadelphia: Lippincott.
Quint, J.C. (1963). The impact of mastectomy. *American Journal of Nursing, 63*, (11).
Richardson, P. (1981). Women's perceptions of their important dyadic relationships during pregnancy. *Maternal-Child Nursing Journal, 10*, (3), 159–174.
Schweizerische Bankgesellschaft, (1982). *Die Schweiz in Zahlen*, Zürich: Schweizerische Bankgesellschaft.
Simonton, O.C., Matthews-Simonton, S. & Creighton, J.L. (1981). *Getting well again*. Toronto: Bantam.
Sontag, S. (1978). *Illness as metaphor*. New York: Vintage.
Turner, J.H. (1982). *The structure of social theory*. Homewood IL: Dorsey Press, 3rd ed.
Weiss, R.S. (1974). The provisions of social relationships. In Rubin, Z. (Ed.) *Doing unto others*. Englewood Cliffs: Prentice-Hall.
Wilson, H.S. & Kneisl, C.R. (1979). *Psychiatric nursing*. Menlo Park: Addison-Wesley.
Wu, R. (1973). *Behavior and illness*. Englewood Cliffs: Prentice-Hall.
Zorn, F. (1977). *Mars*, München: Kindler.

Anhang

A. Antworten ägyptischer Patienten auf die Fragen nach der Bedeutung der Krebskrankheit und ihrer Behandlung (Dodd et al., 1983) 97

Antworten taiwanesischer Patienten auf die Fragen nach der Bedeutung der Krebskrankheit und ihrer Behandlung (Dodd et al., 1983) 98

B. Einwilligungsformular für die Schweizer Patienten 100

C. Einstellungsfragebogen - Fragen zum Interview 101

D. Demographischer Fragebogen 102

E. Norbeck-Fragebogen zur sozialen Unterstützung 104

F. Normative Norbeck-Resultate 111

Anhang A

Antworten ägyptischer Patienten (Dodd et al., 1985)

Vergleich zwischen den Antworten der Patienten und der Wahrnehmung der Patienten betreffend der möglichen Antworten ihrer Familien auf die Frage nach der Bedeutung ihrer *Krebskrankheit* (N = 40)

Antworten der Patienten	Wahrnehmung der Patienten betreffend der möglichen Antworten ihrer Familien
1. (n = 22) Stress-Situation und schmerzvolle Erfahrung	1. (n = 25) Stress-Situation und schmerzvolle Erfahrung
2. (n = 13) (Krebs weckt Gefühle der) Unsicherheit, Depression	2. (n = 25) (Krebs weckt Gefühle der) Unsicherheit, Depression
(n = 13) lebensbedrohende Krankheit, verursacht den Tod, keine Hoffnung	(n = 9) langwierige Krankheit
3. (n = 5) langwierige Krankheit	3. (n = 8) lebensbedrohende Krankheit, verursacht den Tod, keine Hoffnung
4. (n = 4) (Krebs weckt Gefühle der) Schuld	4. (n = 7) finanzielle Belastung
(n = 0) finanzielle Belastung	(n = 0) Schuldgefühle

Diese Tabelle wurde mit Erlaubnis von Dr. Dodd kopiert.

Antworten ägyptischer Patienten (Dodd et al., 1985) (Fortsetzung)

Vergleich zwischen den Antworten der Patienten und der Wahrnehmung der Patienten betreffend der möglichen Antworten ihrer Familien auf die Frage nach der Bedeutung der *Behandlung* (N = 40)

Antworten der Patienten	Wahrnehmung der Patienten betreffend der möglichen Antworten ihrer Familien
1. (n = 18) Hoffnung auf Heilung, Begrenzung der Ausbreitung (spread)	1. (n = 22) Hoffnung auf Heilung, Begrenzung der Ausbreitung (spread)

Antworten ägyptischer Patienten (Dodd et al., 1985) (Fortsetzung)

Antworten der Patienten	Wahrnehmung der Patienten betreffend der möglichen Antworten ihrer Familien
2. (n = 17) Entstellung	2. (n = 10) langfristige Stress-Situation, Unwohlsein und Leiden
3. (n = 9) Verringern der Schmerzen, Verbessern der Symptome	3. (n = 9) finanzielle Belastung (n = 9) Verringern der Schmerzen, Besserung der Symptome
4. (n = 8) Verschlechterung der Gesundheit (n = 8) langfristige Stress-Situation, Unwohlsein und Leiden	4. (n = 7) Sorgen wegen Komplikationen, Rückfall
5. (n = 5) Abhängigkeit	5. (n = 5) Verschlechterung der Gesundheit
6. (n = 3) Sorgen wegen Komplikationen, Rückfall	6. (n = 3) Entstellung
(n = 0) finanzielle Belastung	(n = 0) Abhängigkeit

Diese Tabelle wurde mit Erlaubnis von Dr. Dodd kopiert.

Antworten taiwanesischer Patienten (Dodd et al., 1985)

Antworten der Patienten auf die Frage: «Was bedeutet es für Sie, Krebs zu haben?» (N = 40)

	N	%
Sehr ernst, wenig Hoffnung, bereiten sich auf den Tod vor	15	37,5
Harmlose Krankheit, nicht besorgt	7	17,5
(Krebs) hatte ihre Gefühle beeinflusst	5	12,5
(Krebs) hatte ihre Arbeitsfähigkeit beeinträchtigt, sie brauchen mehr Ruhe	5	12,5
Schmerz und Leiden	4	10,0

Antworten der Patienten auf die Frage: «Was bedeutet Ihre (Krebs-)Therapie für Sie?» (N = 40)[1]

	N	%
Sehr wichtig, gute Wirkung	22	55
Vertrauen in den Arzt	14	35
Mittelmässige Wirkung, kontrolliert den Krebs, lindert die Symptome	6	15
Andere Massnahmen (Behandlungen) könnten gegen die Krankheit helfen	6	15
Keine oder nur schwache Wirkung	4	10

[1] Einige Patienten gaben mehr als eine Antwort auf diese Frage.

Die Tabellen wurden mit der Erlaubnis von Dr. Dodd kopiert.

Antworten taiwanesischer Patienten (Dodd et al., 1985) (Fortsetzung)

Einstellungen gegenüber Krebs und dessen Behandlung von Patienten mit sechs oder mehr Jahren Schulbildung (N = 13)

	N	%
Krebsursache unbekannt	12	30
(Krebs) ernste, lebensbedrohende Krankheit, wenig Hoffnung	6	15
(Krebsbehandlung)	breite Streuung der Antworten	

Einstellungen gegenüber Krebs und dessen Behandlung von Patienten mit weniger als sechs Jahren Schulbildung (N = 27)

	N	%
(Krebsursache) – langfristige Stresssituation	10	25
(Krebs) harmlose Krankheit, wenig Besorgnis	7	17,5
(Krebsbehandlung) sehr wichtig, hat gute Wirkung	19	47,5

Die Tabellen wurden mit der Erlaubnis von Dr. Dodd kopiert.

Anhang B

Universität von Kalifornien, San Francisco, USA
Einwilligung, bei dieser Studie mitzumachen

Annemarie Kesselring, diplomierte Krankenschwester und Studierende an der Krankenpflegeschule der Universität von Kalifornien, San Francisco, USA, führt eine Studie mit Patienten durch, mittels welcher sie erfahren möchte, wie Patienten und ihre Familien Krankheitsfolgen und Behandlung erleben.

Wenn ich mich einverstanden erkläre, bei der Studie mitzumachen, wird folgendes geschehen:

- Annemarie Kesselring wird mich einmal während etwa 30–60 Minuten besuchen. Sie wird mir einen Fragebogen zum Ausfüllen unterbreiten und einige Fragen stellen, deren Antworten ich ihr diktieren werde. Ich werde gefragt, wie ich über meine Krankheit, deren Behandlung und über die Unterstützung, die ich von andern erhalte, denke.
- Annemarie Kesselring wird auch Information über meine Krankheit und deren Behandlung aus den Akten oder durch meine medizinischen Betreuer erhalten.

Durch meine Teilnahme an der Studie könnten Fragen oder Ideen aufkommen, die mich beschäftigen werden. Ausser der Zeit, die ich benötige, um die Fragen zu beantworten, sollten keine weiteren Risiken oder Unannehmlichkeiten mit meiner Teilnahme verbunden sein. Mein Mitmachen wird die Spital-Behandlungsroutine nicht stören/verzögern.

Für mich wird kein direkter Nutzen folgen. Hoffentlich werden die Resultate dieser Studie neues/vertieftes Verständnis über Krankheitsfolgen für Patienten und Familien hervorbringen.

Alle Informationen werden vertraulich behandelt. Meine Identität wird niemandem bekannt werden, noch in irgendeinem Bericht erscheinen.

Ich habe diese Studie mit Annemarie Kesselring diskutiert und meine diesbezüglichen Fragen wurden beantwortet. Ich kann bis am 15. September mit Annemarie Kesselring Kontakt aufnehmen, telefonisch (Tel. 031/44 24 96) oder schriftlich (Dufourstrasse 41, 3005 Bern), falls ich weitere oder neue Fragen bezüglich der Studie haben sollte.

Die Teilnahme an dieser Studie ist völlig freiwillig. Ich bin frei, eine Teilnahme abzulehnen, oder ich kann mich von der Studie zurückziehen, ohne dass dies in irgendeiner Weise meine zukünftige medizinische oder menschliche Betreuung beeinflussen wird.

Datum: Unterschrift des Teilnehmers/der Teilnehmerin

_____________________ ____

Das englische Original dieses Einwilligungsformulars wurde von Annemarie Kesselring ins Deutsche übersetzt

UCSF CHR (941212-01)

Anhang C

Offene Fragen (Interview)

1. Was bedeutet diese Krankheit für Sie? (Was, glauben Sie, hat Ihre Krankheit verursacht?) (Weshalb, glauben Sie, sind Sie jetzt erkrankt und nicht zu einem andern Zeitpunkt in Ihrem Leben?)

2. Was bedeutet Ihre Krankheit für Ihre Familie?

3. Was bedeutet Ihre Therapie (Operation, Bestrahlung, Chemotherapie) für Sie? (Was oder wer, glauben Sie, hilft Ihnen, mit dieser Krankheit umzugehen, sie zu heilen?)

4. Was bedeutet Ihre Therapie für Ihre Familie?

(Dodd et al., 1985)

Anhang D

Fragebogen (Dodd et al., 1985)

1. Patienten-Code-Nummer ________

2. Jahrgang ________ (Alter _____)

3. Geschlecht ________________

4. Nationalität ________________

5. Religion ________________

6. Zivilstand:

   ________ (1) ledig

   ________ (2) verheiratet

   ________ (3) geschieden/ getrennt

   ________ (4) verwitwet

   ________ (5) anderer

7. Wohnverhältnis:

   ________ (1) allein

   ________ (2) mit Ehegatten/ Partner

   ________ (3) mit Familie

   ________ (4) anders

8. Schuljahre ________________

9. Beruf ________________

9a. Monatliches Einkommen:

   ________ (________ bis ________) niedrig

   ________ (________ bis ________) mittel

   ________ (________ bis ________) hoch

10. Medizinische Diagnosen, ausgenommen jetzige Krankheit: ________________

    ____

11. Diagnose der jetzigen Erkrankung: ________________

12. Datum, wann die jetzige Diagnose dem Patienten mitgeteilt wurde: ________

13. Prognose der Krankheit: a) begrenzt ________ b) fortgeschritten: ________

14. Prognose: Ist der Zweck Ihrer Behandlung, die Krankheit zu heilen?

    ja ________ nein ________ weiss nicht ________

15. Art(en) der Operationen, die früher oder jetzt vorgenommen wurden, um die Krankheit zu behandeln: ____

____

16. Daten dieser Operation(en): ____

17. Art der Bestrahlungstherapie, die früher oder jetzt vorgenommen wurde (inklusive Bestrahlungsfeld und Dosis): ____

____

18. Daten dieser Bestrahlungen: ____

19. Arten von Chemotherapie, die früher oder jetzt vorgenommen wurde (inklusive Namen der Medikamente und Anwendungsformen): ____

____

20. Daten früherer oder jetziger Chemotherapie: ____

____

21. Andere Medikamente (exklusive Chemotherapie), die Patient erhält: ____

____

22. Datum des Interviews: ____

23. Leistungsfähigkeit zur Zeit des Interviews: ____________________ (in Zahlen)

Grad	Leistungsfähigkeit
90–100	Voll aktiv, imstande, ohne Einschränkung die Leistungen auszuführen, die vor der Erkrankung möglich waren.
70–89	Eingeschränkt in körperlich anstrengenden Aktivitäten, jedoch nicht bettlägerig und fähig, leichte oder sitzende Arbeit zu verrichten, z.B. leichte Hausarbeit, Bureauarbeit.
50–69	Nicht bettlägerig und fähig, sich selber zu pflegen, jedoch unfähig zu irgendeiner Arbeit. 50% oder mehr auf während des Tages (wache Zeit).
30–49	Beschränkt fähig, sich selber zu pflegen, im Bett oder Stuhl mehr als 50% des Tages (wache Zeit).
10–29	Völlig abhängig. Unfähig, sich selber zu versorgen/pflegen. Ganz bettlägerig oder Rollstuhl-abhängig.

Anhang E

Fragebogen: Soziales Beziehungsnetz

Bitte lesen Sie alle Anleitungen auf dieser Seite, bevor Sie mit dem Ausfüllen der Fragen beginnen.
Bitte machen Sie auf der rechten Seite eine Liste aller Leute, die Ihnen in Ihrem Leben wichtig sind.
Ziehen Sie alle Menschen in Betracht, die Ihnen persönliche Unterstützung geben oder Ihnen viel bedeuten.
Schreiben Sie nur Vornamen oder Initialen auf; notieren Sie dann Ihre Beziehung zu dieser Person. Zum Beispiel:

Vornamen oder Initialen	Beziehung
1. *Marie T.*	*Freundin*
2. *Robert*	*Bruder*
3. *M. T.*	*Mutter*
4. *Samuel*	*Freund*
5. *Frau R.*	*Nachbarin*
etc.	

Schreiben Sie alle Menschen auf, die Ihnen wichtig sind.
Die folgende Liste möglicher Beziehungen kann Ihnen beim Nachdenken helfen.

- Ehepartner/Partner
- Angehörige/Verwandte
- Freunde
- Arbeits-/Schulkameraden
- Andere
- Nachbarn
- Pflege-/ärztl. Personal
- Berater/Therapeut
- Seelsorger

Sie brauchen nicht alle Zeilen zu füllen. Benützen Sie so viele Zeilen, wie Sie Menschen kennen, die Ihnen wichtig sind.
Wenn Sie Ihre Liste angefertigt haben, fahren Sie bitte auf Seite 2 weiter.

Nummer

Datum

Persönliches Beziehungsnetz

Vornamen oder Initialen	Beziehung
1. ______	______
2. ______	______
3. ______	______
4. ______	______
5. ______	______
6. ______	______
7. ______	______
8. ______	______
9. ______	______
10. ______	______
11. ______	______
12. ______	______
13. ______	______
14. ______	______
15. ______	______
16. ______	______
17. ______	______
18. ______	______
19. ______	______

Beantworten Sie bitte die nachstehenden Fragen für jede Person auf ihrer Liste. Ordnen Sie jeder Person die Zahl zu, die am besten zutrifft.

1 - überhaupt nicht
2 - ein wenig
3 - teils/teils
4 - ziemlich stark
5 - sehr stark

Frage 1:
Wie stark fühlen Sie sich von dieser Person geschätzt oder geliebt?

1. ______
2. ______
3. ______
4. ______
5. ______
6. ______
7. ______
8. ______
9. ______
10. ______
11. ______
12. ______
13. ______
14. ______
15. ______
16. ______
17. ______
18. ______
19. ______

Frage 2:
Wie stark fühlen Sie sich von dieser Person geachtet oder bewundert?

1. ______
2. ______
3. ______
4. ______
5. ______
6. ______
7. ______
8. ______
9. ______
10. ______
11. ______
12. ______
13. ______
14. ______
15. ______
16. ______
17. ______
18. ______
19. ______

Bitte fahren Sie auf der nächsten Seite weiter.

1 - überhaupt nicht
2 - ein wenig
3 - teils/teils
4 - ziemlich stark
5 - sehr stark

Frage 3:
Wie sehr können Sie dieser Person vertrauen?

1. ______
2. ______
3. ______
4. ______
5. ______
6. ______
7. ______
8. ______
9. ______
10. ______
11. ______
12. ______
13. ______
14. ______
15. ______
16. ______
17. ______
18. ______
19. ______

Frage 4:
Wie stark ist diese Person mit Ihrem Tun/Ihrem Denken einverstanden und/oder unterstützt Sie darin?

1. ______
2. ______
3. ______
4. ______
5. ______
6. ______
7. ______
8. ______
9. ______
10. ______
11. ______
12. ______
13. ______
14. ______
15. ______
16. ______
17. ______
18. ______
19. ______

Bitte fahren Sie auf der nächsten Seite weiter.

1 - überhaupt nicht
2 - ein wenig
3 - teils/teils
4 - ziemlich viel
5 - sehr viel

Frage 5:
Wenn Sie Fr. 20.–, eine Autofahrt zum Arzt, oder eine andere Form unmittelbarer Hilfe brauchen: In welchem Masse könnte Ihnen diese Person helfen?

1. ______
2. ______
3. ______
4. ______
5. ______
6. ______
7. ______
8. ______
9. ______
10. ______
11. ______
12. ______
13. ______
14. ______
15. ______
16. ______
17. ______
18. ______
19. ______

Frage 6:
Wenn Sie für mehrere Wochen im Bett liegen müssten, wie viel könnte Ihnen diese Person helfen?

1. ______
2. ______
3. ______
4. ______
5. ______
6. ______
7. ______
8. ______
9. ______
10. ______
11. ______
12. ______
13. ______
14. ______
15. ______
16. ______
17. ______
18. ______
19. ______

Bitte fahren Sie auf der nächsten Seite weiter.

Frage 7:
Wie lange kennen Sie diese Person:
1 - weniger als 6 Monate
2 - 6 bis 12 Monate
3 - 1 bis 2 Jahre
4 - 2 bis 5 Jahre
5 - mehr als 5 Jahre

1. ______________________________
2. ______________________________
3. ______________________________
4. ______________________________
5. ______________________________
6. ______________________________
7. ______________________________
8. ______________________________
9. ______________________________
10. ______________________________
11. ______________________________
12. ______________________________
13. ______________________________
14. ______________________________
15. ______________________________
16. ______________________________
17. ______________________________
18. ______________________________
19. ______________________________

Frage 8:
Wie oft haben Sie für gewöhnlich Kontakt mit dieser Person (Anrufe, Besuche, Briefe)?
5 - täglich
4 - wöchentlich
3 - monatlich
2 - einige Male im Jahr
1 - einmal oder weniger im Jahr

1. ______________________________
2. ______________________________
3. ______________________________
4. ______________________________
5. ______________________________
6. ______________________________
7. ______________________________
8. ______________________________
9. ______________________________
10. ______________________________
11. ______________________________
12. ______________________________
13. ______________________________
14. ______________________________
15. ______________________________
16. ______________________________
17. ______________________________
18. ______________________________
19. ______________________________

Haben Sie alle Fragen für alle Personen beantwortet? Bitte beantworten Sie dann die Fragen auf der letzten Seite. Danke.

9. Haben Sie während des letzten Jahres Menschen, die Ihnen wichtig waren, durch Umzug, Arbeitswechsel, Scheidung oder Trennung, Tod, oder aus andern Gründen verloren?

_________ 0 Nein

_________ 1 Ja

Wenn ja:

9. a) Bitte geben Sie an (in Zahlen), wieviele Menschen Ihnen aus den folgenden Gruppen nicht mehr zur Verfügung stehen:

_________ Ehepartner/Partner

_________ Angehörige/Verwandte

_________ Freunde

_________ Arbeits-/Schulkameraden

_________ Nachbarn

_________ Ärztliches/Pflegepersonal

_________ Berater/Therapeut

_________ Seelsorger

_________ Andere (Gruppe?) ____

9. b) Wieviel haben diese Menschen, die nun nicht mehr zur Verfügung stehen, Ihnen an Unterstützung geben können?

_________ 0 gar nichts

_________ 1 etwas

_________ 2 mässig

_________ 3 ziemlich viel

_________ 4 sehr viel

Anhang F

Demographische Charakteristika der schweizerischen, normativen Untersuchungsgruppe

Demographische Charakteristika	Schweizer N = 91
	%
Geschlecht:	
männlich	34.1
weiblich	65.9
Zivilstand:	
verheiratet	50.5
ledig	40.7
verwitwet	5.5
geschieden	3.3
	$\overline{X}$
Alter (Jahre)	44
Formelle Schul- und Ausbildung (Jahre)	11
Personen im Beziehungsnetz (Anzahl)	15.3

Vergleiche Tabellen 9 und 10, Seiten 80/81.

Funktionsmerkmale der sozialen Unterstützung, Durchschnittsbewertung, Standardabweichung und Streuung der schweizerischen, normativen Untersuchungsgruppe (N = 91)

Funktionsmerkmale	Durchschnitt Punkte	SA	Streuung
Zuneigung 1	45.1	20.3	10–93
Zuneigung 2	43.5	19.7	9–93
Zuneigung total	88.7	39.6	19–186
Bestätigung 3	49.8	21.3	12–94
Bestätigung 4	41.4	18.4	9–78
Bestätigung total	91.2	38.7	22–172
Hilfe 5 (kurzfristig)	45.4	24.4	9–96
Hilfe 6 (langfristig)	29.3	16.6	4–81
Hilfe total	74.7	37.7	18–176

Vergleiche Tabelle 3, Seite 62.

Schweizerische, normative Untersuchungsgruppe (N = 91). Anteil der verschiedenen Personenkategorien am gesamten Beziehungsnetz und der funktionellen Unterstützung in Prozenten

Personenkategorie	% des Beziehungsnetzes		% der funktionellen Unterstützung	
	Mittelwert	SA	Mittelwert	SA
Familie/Verwandte	37.4	18.8	37.5	18.3
Gatte/Partner	5.0	5.7	6.4	7.0
Freunde	30.9	18.7	30.8	18.4
Andere	4.0	6.6	3.8	6.1
Nachbarn	5.8	7.8	5.6	7.5
Arbeits-/Schulkollegen	14.4	15.0	13.0	14.4
Medizinische Betreuer	0.6	2.2	0.5	2.3
Berater/Therapeut	0.8	2.9	0.8	3.0
Pfarrer/Priester	1.3	4.1	1.3	4.0

Vergleiche Daten auf Tabelle 5, Seite 64.